Anne-Charlotte Fraisse
illustrations de Catherine Pioli

Happy body

Apprenez à aimer votre corps !

MARABOUT

Sommaire

Introduction

Il y a environ 7 milliards d'humains sur la Terre.
Et puis il y a vous.
Avec votre corps, vos cheveux, courts ou longs, vos amours, vos rhumes, vos moments de gloire et… vos complexes.
Et vous pensez parfois qu'il y a 7 milliards de gens qui, lorsqu'ils vous rencontrent, ne voient que ÇA.
« Ça » pouvant être, au choix : vos oreilles décollées, votre nez pas assez fin, vos cuisses épaisses, votre fessier rebondi, vos genoux cagneux ou vos pieds trop grands.

Vous dépensez une énergie considérable pour masquer ce que vous pensez être une infamie, et vous êtes tout à fait du genre à porter une doudoune sur la plage en pleine canicule, pensant que c'est ce qui camoufle le mieux vos poignées d'amour, à vous remaquiller avant que votre chéri se réveille de peur qu'il se demande qui est la morue au teint verdâtre allongée à côté de lui, à vous faire un chignon banane pour sortir la poubelle et à ne jamais profiter du beau temps pour mettre un short, qui révélerait à la face du monde vos jambes de cow-boy… Toute votre organisation quotidienne peut tourner autour de ce défaut que vous considérez comme un gyrophare étincelant au milieu d'une nuit sans lune : impossible à cacher.

Pourtant, vous êtes belle, jolie, charmante, pétillante, en un mot : unique.

Le *Happy Body* va vous aider à vous apprivoiser et à faire - enfin - la paix avec ce que la génétique, Dame Nature et vos parents vous ont plus ou moins généreusement légué.
Vous allez renouer le dialogue avec votre corps pour prendre le chemin du bien-être et constater avec bonheur qu'il fonctionne à l'unisson avec votre mental (prendre soin de l'un influence positivement l'autre) !
Vous allez vous familiariser avec les secrets quotidiens qui rendent votre *body happy* : les pensées, les gestes de soin, les aliments et les mouvements.
En chacune de vous paresse une déesse, pour le moment roulée en boule sous sa couverture polaire… Ce livre va la réveiller pour mieux vous faire rayonner de bonheur.

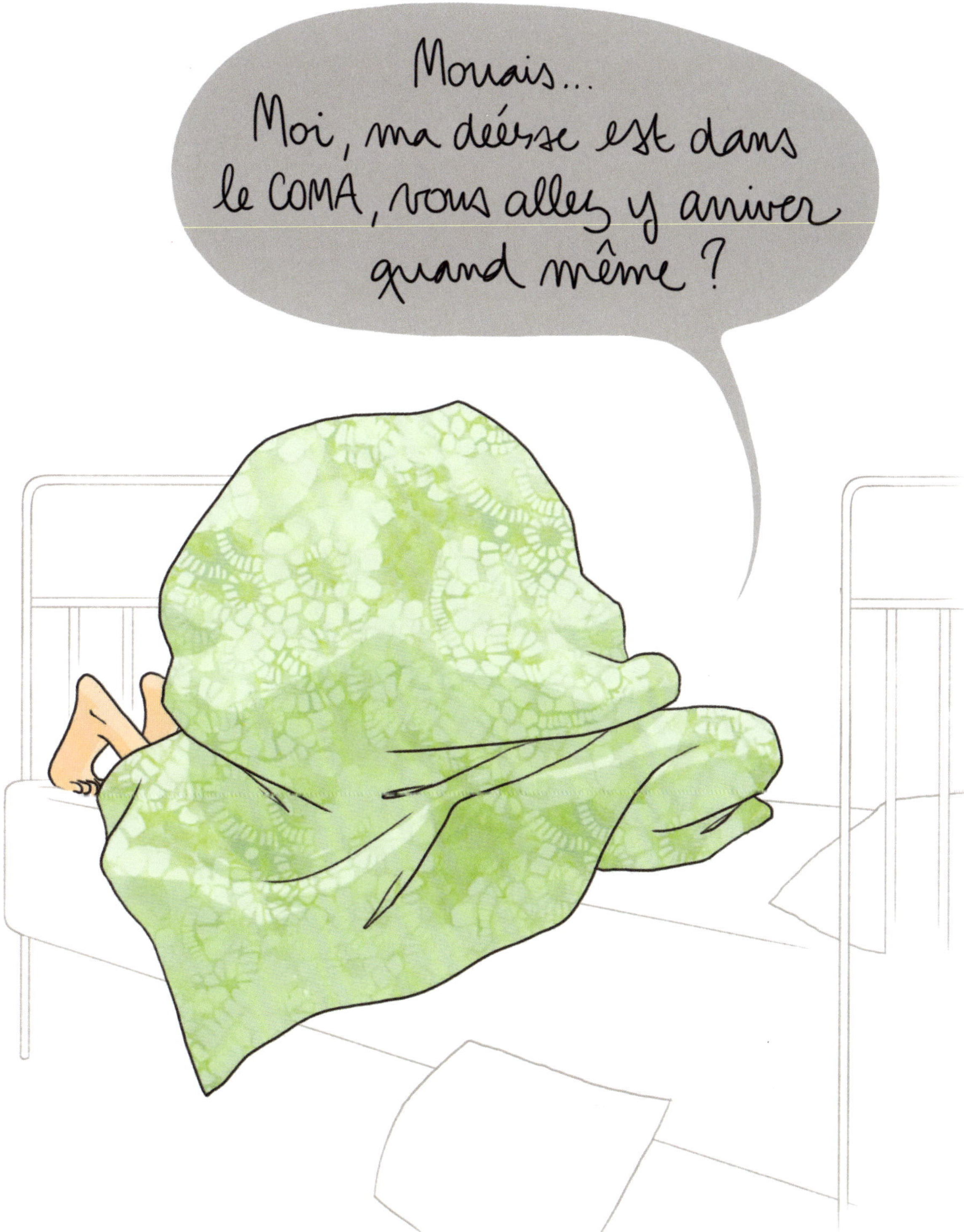
Mouais...
Moi, ma déesse est dans le COMA, vous allez y arriver quand même ?

Partie 1

Happy body,
cékoidonc ?

Vous méritez d'être heureuse avec votre corps ! Avant d'atomiser vos complexes au bazooka, établissez un état des lieux : sur quoi faites-vous une évidente fixation ? Comment entrer en communion avec votre corps ? Connaissez-vous la différence entre estime de soi et confiance en soi ? Amorcez en vous la bombe de la bienveillance avec des basiques indémodables du *happy body*.

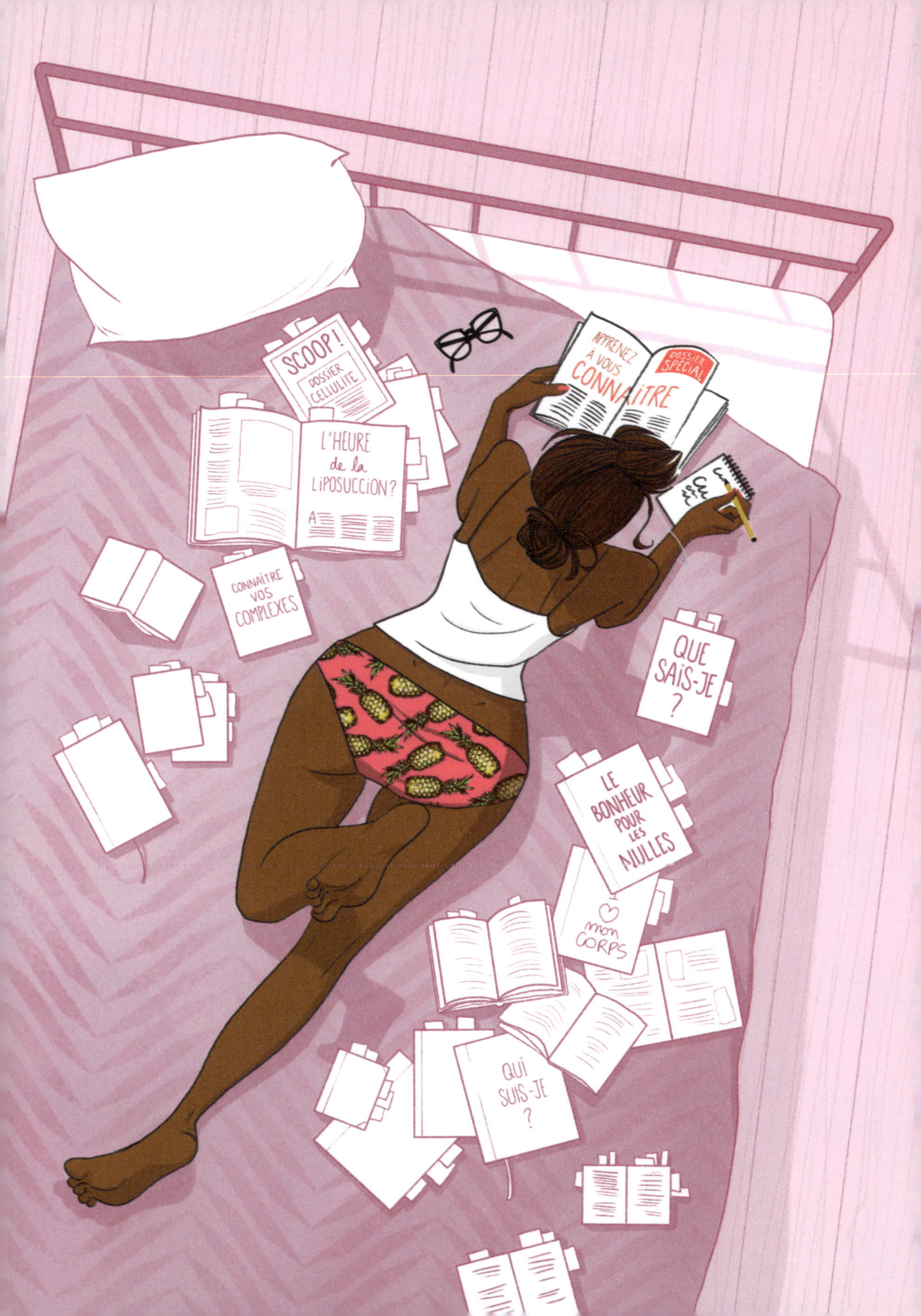
SCOOP!
DOSSIER CELLULITE
APPRENEZ À VOUS CONNAÎTRE
DOSSIER SPÉCIAL
L'HEURE de la LIPOSUCCION?
CONNAÎTRE VOS COMPLEXES
QUE SAIS-JE ?
LE BONHEUR POUR LES NULLES
I ♡ mon CORPS
QUI SUIS-JE ?

Happy body, *où es-tu ?*

« Cette fille-là est bien dans sa peau. » Voilà ce que vous avez envie d'entendre dire de vous.
La base du happy body*, c'est vous, ce qui se passe dans votre tête et dans votre corps. Connaître vos atouts, vos faiblesses, les enrober d'un regard bienveillant et d'humour pour enfin vous observer dans la glace et vous dire : « C'est moi, et je suis bien telle que je suis là tout de suite (cernes et boutons inclus !). »*
Mais pour le moment, il faut faire le point…

1. Test : Votre body et vous, vous en êtes où ?

Ce test est totalement scientifiquement validé par le Comité scientifique des bonnes copines et par le Coefficient unicité et singularité (le CUS).

1. Il vous arrive de vous interdire certains vêtements ou coiffures car vous pensez, sans les avoir testés, que ça ne vous ira pas.

A) Souvent.

B) Oui, ça m'arrive de temps en temps.

C) Je ne m'interdis rien !

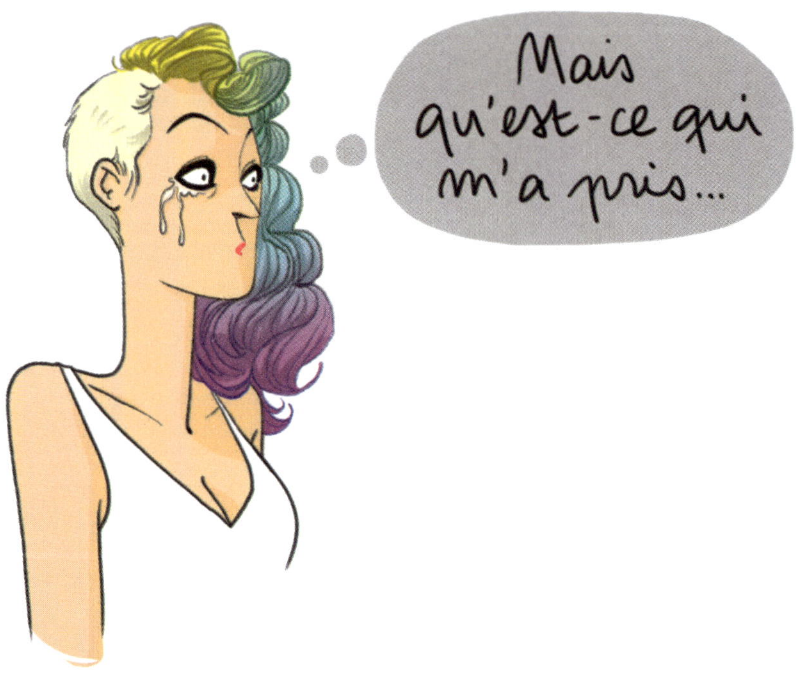

2. Vous trouvez qu'il existe un seul type de beauté et d'attitude sexy au monde.

A) Oui, et c'est moi.
B) Si c'est possible, j'en suis loin.
C) Je pense que toutes les femmes sont belles, moi incluse.

3. Vous pensez être une femme dans la norme.

A) Oui.
B) Ça serait tellement bien si c'était le cas !
C) Je préfère me pendre avec mes collants H&M plutôt que d'être normale !

Calcul des résultats

• Question 1 : A = * / B = ** / C = ***
• Question 2 : A : * / B = * / C = ****
• Question 3 : A : * / B = * / C = ***

Mes étoiles : …………

Alors, ça donne quoi ?

Vous avez entre 3 et 6 étoiles.

Vous vous référez à un modèle de beauté comme étant absolu, sans avoir conscience que vos différences par rapport à ce modèle sont vos qualités. (Oui, même pour la cellulite sur les fesses ! C'est moelleux !)

Vous avez entre 6 et 8 étoiles.

Vous n'êtes pas loin de savoir ce que vous valez, vous voulez mettre en avant votre singularité pour affirmer votre potentiel, car vous sentez que c'est à votre portée ! *Go girl !*

Vous avez 9 ou 10 étoiles.

Carton plein ! *Ego boost* à son maximum, vous ne doutez pas une seule seconde de votre méga potentiel de dingue et vous exploitez au maximum tout ce que Dame Nature dans sa grande bonté vous a donné (y compris des grandes oreilles, car vous savez que c'est le symbole d'une personne à l'écoute des autres). Bravo !

2. État des lieux

Vous savez que vous devez apporter quelques modifications à votre vie si :

- on vous demande de penser à trois qualificatifs vous concernant et que les seuls qui vous viennent à l'esprit ne sont pas glorieux : *vieillissante*, *terne* ou *flasque* ne sont pas des compliments… ;
- vous avez l'impression que les autres « réussissent » mieux leur vie que vous ;
- vous sentez que vous êtes prête pour de nouveaux challenges excitants, qui impliquent une transformation sur la forme (de votre postérieur) et le fond (de votre pensée).

Chère lectrice, vous avez entre les mains l'ultime outil de la *happy* attitude. Grâce à un planning bien rodé, grâce à de bons conseils et une dose d'astuces, le petit chaton timide qui sommeille en vous va devenir tigresse.

Happy body !

C'est le moment de vous dire que vous pouvez être *happy* du *body* si vous remarquez chez vous les choses suivantes :

- vous pensez avoir atteint un état de décrépitude avancée et vous regardez, impuissante, votre appendice capillaire se ramollir avec fatalisme ;
- vos ongles se dédoublent et se cassent ;
- vous avez les pointes fourchues ;
- vos pieds dégagent naturellement un subtil fumet, parfum hareng fumé ;
- votre esprit est vif telle la limace un jour de grosse fatigue ;
- vous mangez pour remplir votre estomac, sans savoir vraiment ce que vous ingurgitez, pourquoi ou comment ;
- vous vivez seule avec dix chats, trois canaris et peut-être quelques poux ;
- vous enfilez une doudoune sans manches par-dessus une combinaison de chantier pour sortir le matin, ça cache bien les formes.

3. *Faut-il vraiment changer pour avoir un* happy body ?

Vous ne le savez pas encore, mais toutes les qualités que vous rêvez d'avoir sont déjà là, en vous. Il faut juste vous dépoussiérer un peu pour les révéler au grand jour.
Et vous imaginez sans doute devoir procéder à des changements radicaux et drastiques pour cela. Mais ce n'est pas la peine, chère lectrice ! Vous n'allez pas tout changer, vous allez tout simplement évoluer.

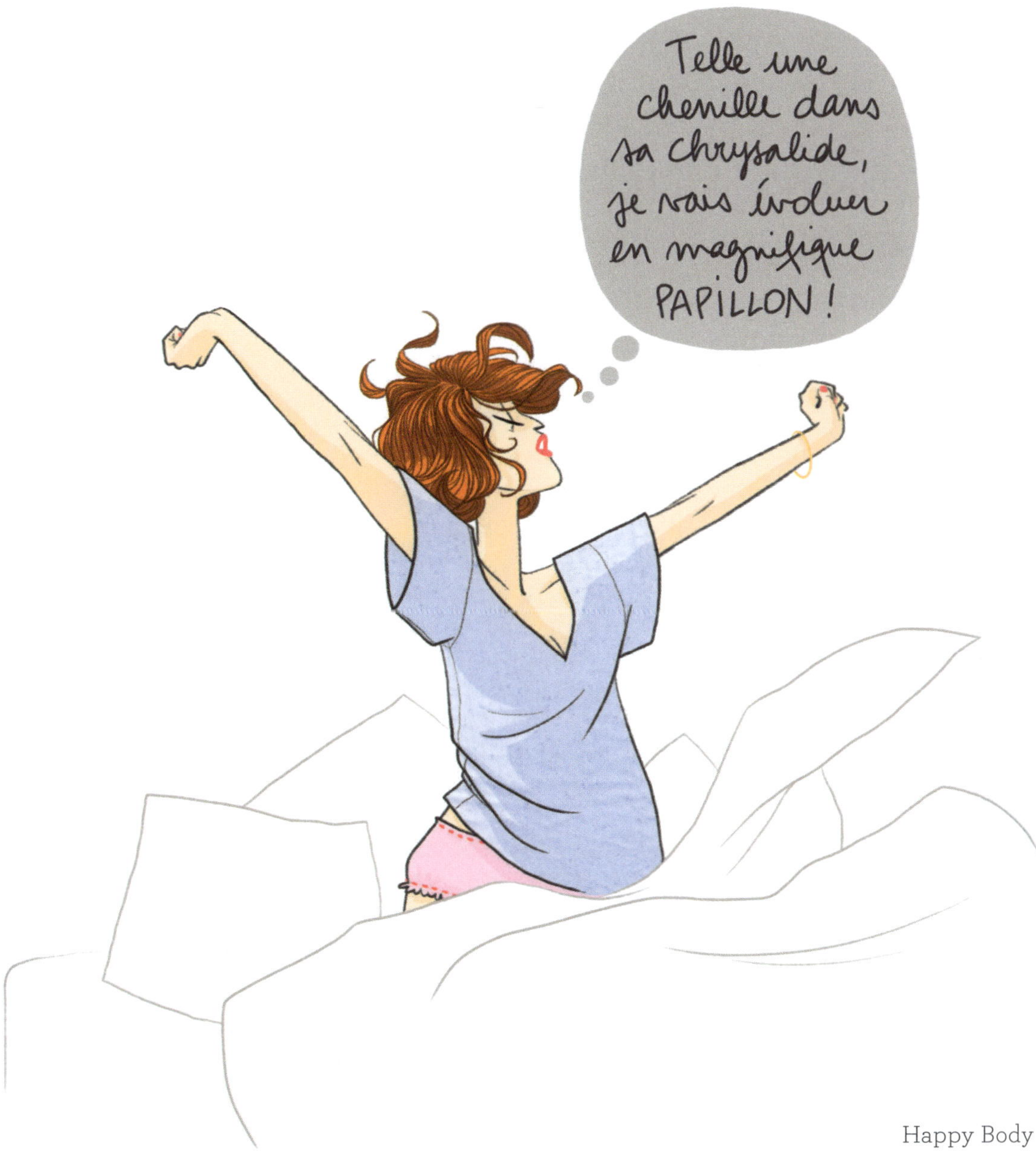
Telle une chenille dans sa chrysalide, je vais évoluer en magnifique PAPILLON !

Faites ami-ami avec votre body

Chercher à avoir le corps parfait, c'est comme vouloir gagner Top Chef *avec des nouilles au beurre : une quête débile pour un objectif impossible à atteindre.*

1. Le corps parfait, kézaco ?

Pour que la perfection existe, il faudrait un référent universel et indiscutable de ce qu'est LE corps idéal. Il y a bien quelques exemples que l'on nous pointe du doigt, mais ils sont souvent trop passés au bistouri, au régime à vie et par Photoshop pour être des modèles dignes d'intérêt dans notre vraie vie.
Et puis vouloir ressembler à un bout de plastique bien thermo-moulé, ça manque de relief, de piquant, de ces trucs qui rendent vraiment unique. Mais alors, que faire ?

2. Les faux défauts

Quand on s'observe dans le miroir, on pointe nos supposés défauts du doigt. On les isole du reste du corps comme si on ne voyait qu'eux et qu'ils étaient seuls à nous représenter. « Bonjour, je suis Cunégonde, la femme qui a de la cellulite. » Sauf que Cunégonde ne se définit pas par sa peau d'orange. Elle est aussi brune, ou blonde, ou rousse, avec des yeux malicieux et des lèvres pulpeuses, elle est aussi championne du monde de la tarte Tatin et incollable sur l'histoire du pâté à la sardine dans les Ardennes de 1800 à nos jours. Bref, Cunégonde est déjà parfaite, car c'est une combinaison humaine et unique de qualités et de défauts.
Pour bien regarder en face ce que l'on considère comme défaillant dans notre physique, il faut cesser de le voir comme un jury : de l'extérieur. Or, pour bien vivre avec son corps et faire la paix avec tout ce qui le compose, ce que l'on adore comme ce que l'on déteste, il faut le ressentir.

En contact avec votre corps

Avant de vous lancer dans des séances d'aérobic endiablées dans le but de ressentir votre corps à force de courbatures douloureuses, essayons la méthode douce, celle qui vous aidera à faire ami-ami paisiblement avec l'ensemble de votre *body*.

Pratiquez une fois par jour ce petit exercice très efficace qui nous arrive de la sophrologie-relaxation, et vous ne tarderez pas à en ressentir les bienfaits : vous prendrez le temps de considérer votre corps simplement tel qu'il est quelques minutes par jour.

• Allongez-vous au calme, sur le dos. Prenez un point de repère au plafond et fermez les yeux en expirant. Focalisez votre attention sur vos jambes et sentez qu'elles deviennent agréablement lourdes, comme si le sol ou le lit s'enfonçait légèrement sous le poids de votre corps.

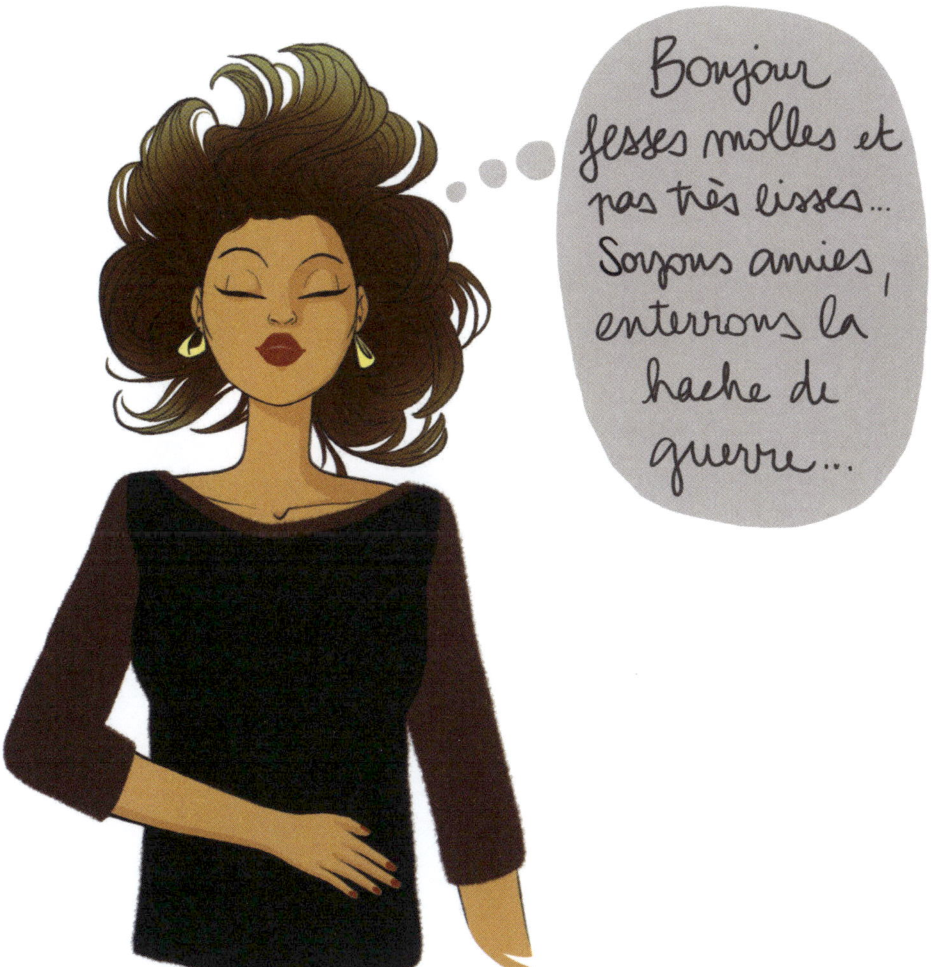
Bonjour fesses molles et pas très lisses... Soyons amies, enterrons la hache de guerre...

- Faites de même avec vos bras. Ensuite, écoutez les battements de votre cœur, puis ressentez le trajet de l'air depuis votre nez jusqu'à vos poumons. Votre ventre se gonfle légèrement au rythme de vos inspirations et se dégonfle lorsque vous expirez. Vous pouvez ensuite imaginer qu'un doux soleil vous réchauffe de l'intérieur au niveau du plexus solaire, puis faire voyager cette chaleur le long de chaque jambe, jusqu'aux orteils, puis de chaque bras, chaque doigt, derrière les omoplates, sur les épaules. Attardez-vous sur toutes les zones que vous sentez tendues : mâchoires, bassin, bas du dos. Grâce à cette chaleur, vous allez ressentir un formidable bien-être, une sensation d'apaisement intérieur et physique.

- Une fois que vous avez bien bâillé, bien exploré tous les recoins de tension, vous pouvez ouvrir les yeux en inspirant et retrouver le point que vous aviez pris comme repère en fermant les yeux. Bougez doucement les orteils et le bout des doigts, puis les jambes et les bras, avant de vous lever.

Bonus !
Cet exercice possède les mêmes vertus qu'une bonne sieste, avec un avantage supplémentaire : vous restez consciente de votre corps comme un tout. C'est un excellent début pour la reconquête de votre vous-même heureux, sexy et formidable.

Les 5 bénéfices de la relaxation

Pratiquer la relaxation avec un sophrologue, ou par le biais de séances préenregistrées chez vous, représente une foule de bénéfices pour votre *body*.

1. Vos muscles se relâchent.
2. Vous consommez moins d'énergie.
3. Votre rythme cardiaque baisse, comme les grandes sportives !
4. Votre pression sanguine baisse également.
5. Votre corps enregistre les modifications dès la première séance et vous luttez plus efficacement contre les inflammations et le stress.

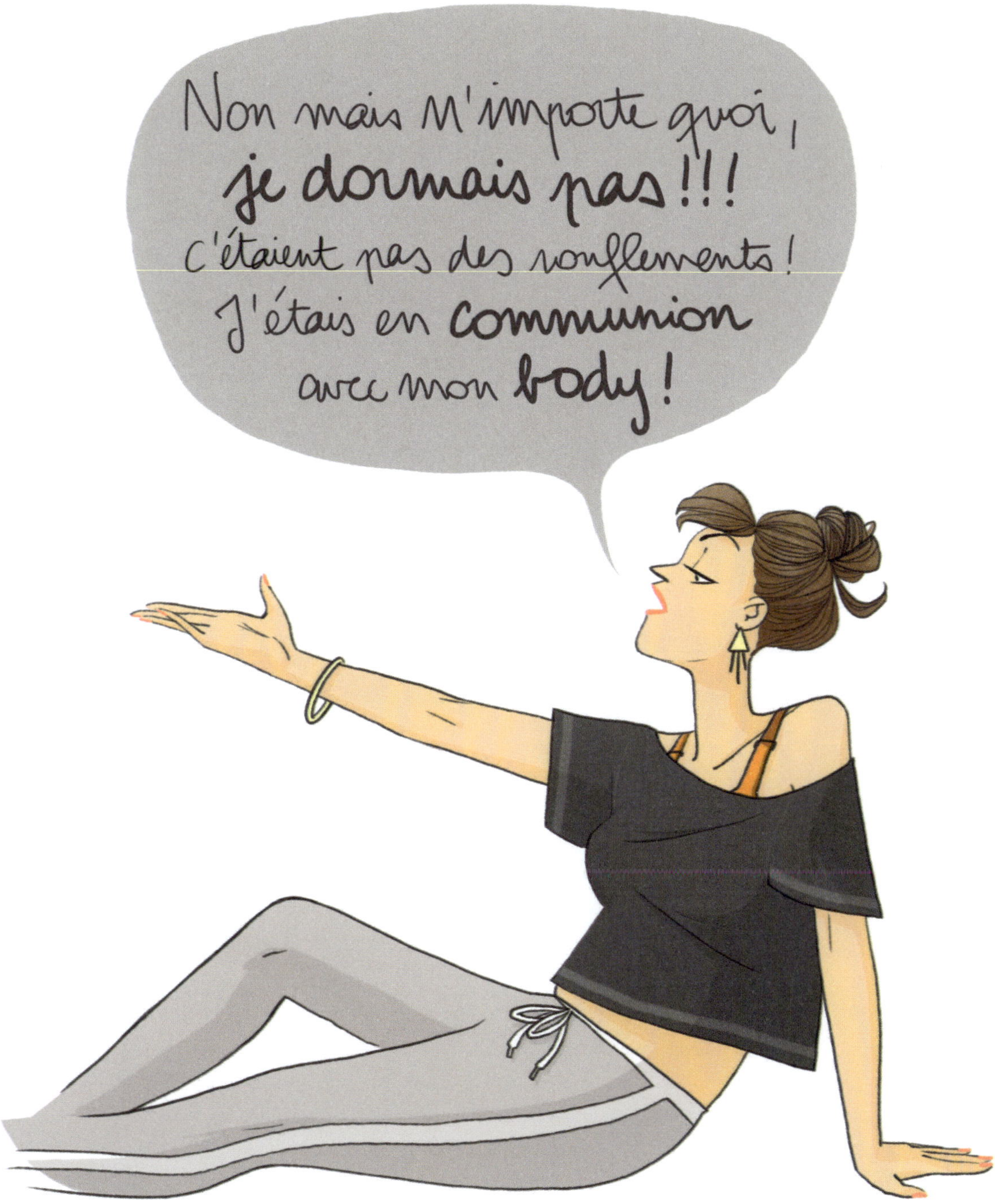
Non mais n'importe quoi, je dormais pas !!! C'étaient pas des ronflements ! J'étais en communion avec mon body !

Changez de regard

*Est-ce que vous vous levez tous les matins en vous disant : « Je suis la meilleure, je suis la plus belle, je suis en pleine forme » ? Si c'est le cas, c'est formidable, mais vous êtes un cas unique. Pour les autres, soit la majorité de la population, il y a des jours avec le maxi-pack méga-*power *qui lave plus blanc, et des jours sans rien du tout à part du gris pluvieux humide et froid.*

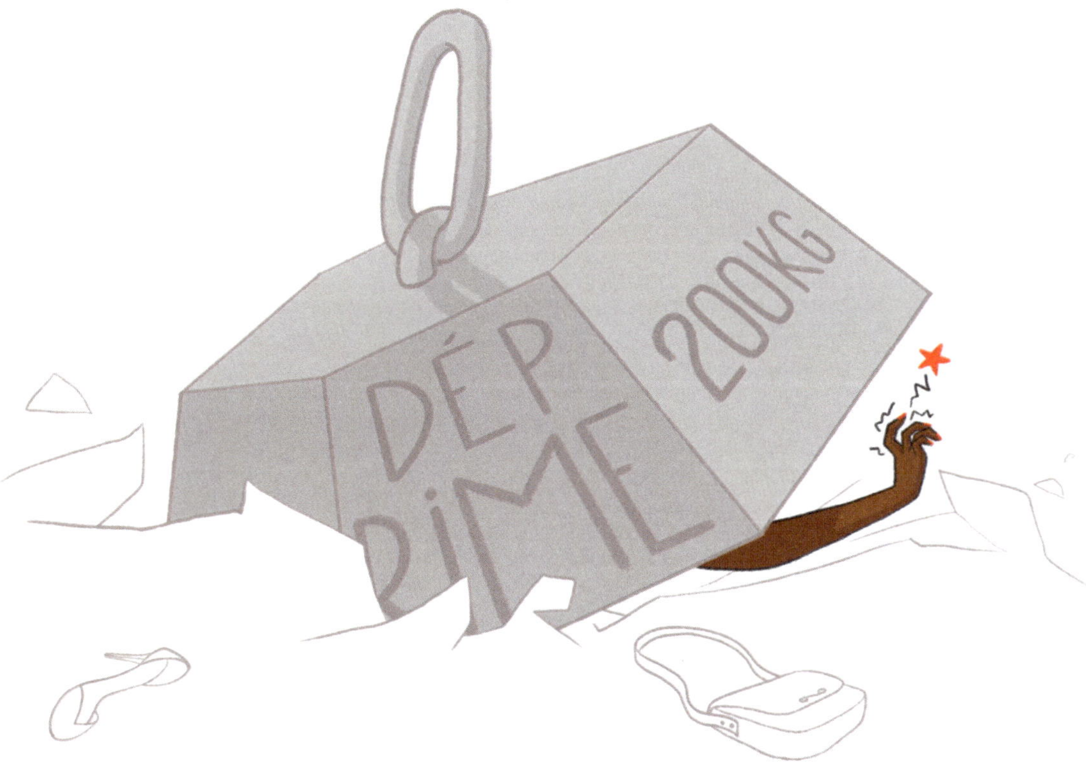

1. Ça s'en va et ça revient...

Pour ces journées-là, toutes grises, dites-vous qu'à moins d'être hystérique, c'est difficile d'être tous les jours au top. Les moments où on ne se sent pas bien sont aussi normaux que ceux où on est heureuse.

Vous avez complètement foiré votre dernière réunion, rendu un dossier douteux, votre coup de cœur du moment oublie de vous passer un coup de fil trois jours après cette soirée selon vous inoubliable ? Votre estime de vous se cache dans un trou et ne veut plus en sortir. *A contrario*, vous avez décroché de nouveaux clients, votre dossier a reçu des félicitations et votre méga-*love crush* du moment vous envoie un énorme bouquet de fleurs ? *Yes !* Votre estime de vous est au top.

2. La confiance toujours à fond !

En revanche, ce qui ne devrait pas - trop - varier, c'est votre confiance en vous. Même au fond du fond, lorsque vraiment rien ne va plus, vous devriez pouvoir retrouver les bases stables, les choses solides qui sont toujours là : vos points forts.

Et c'est valable pour votre physique comme pour votre psychique. Apprenez à repérer ce qui est constant chez vous, ce sur quoi vous pouvez vous appuyer même en période de trouble : vous avez un sens de l'organisation inné, une grande créativité, des bras fins et des doigts élégants, un don pour les créneaux en voiture, une connaissance imbattable des meilleures terrasses au soleil... Une fois que vous saurez cela, vous vous sentirez moins désarmée, pas totalement démunie en cas de coup dur porté à votre estime de vous.

Le conseil psycho

Si vous avez tendance à refaire votre journée au moment de vous endormir et à ne voir que les moments où vous auriez dû dire ceci, faire cela, vous faites un travail d'autodévalorisation qui ne vous aidera pas à vous sentir bien le lendemain au réveil. Prenez donc chaque soir un petit carnet et écrivez quelques lignes sur ce que vous avez accompli de positif, ce qui a illuminé votre journée. Ressentez la gratitude que cela vous procure. Même dans une journée toute nulle, vous avez fait et pensé des choses bien, et c'est important de s'en souvenir ! Et vous dormirez comme un bébé.

3. Psycho-test

En lisant les phrases suivantes, choisissez la proposition qui vous va le mieux afin de cerner de quelle façon vous vous percevez.

1. Êtes-vous un adorable petit bout de femme pétillante ou bien une petite nana qui s'agite ?
2. Êtes-vous une grande gigue qui se sent comme montée en graine trop vite et un peu gauche avec ses bras immenses ou bien une belle grande fille élancée et gracieuse ?
3. Êtes-vous une femme sensuelle avec des courbes généreuses ou bien une fille avec des kilos en trop ?
4. Êtes-vous une taupe malvoyante ou bien une fille qui porte des lunettes avec style ?
5. Êtes-vous une femme aux seins minuscules ou bien une Jane Birkin en puissance ?
6. Êtes-vous une femme avec un ventre mou ou une femme qui a donné la vie et qui va se réinscrire à la Gym suédoise pour être bien dans sa peau ?

Un trésor, je vous dis !

À travers ces quelques affirmations, vous sentez bien que la façon dont vous pouvez vous regarder est très versatile et dépend réellement de ce que vous avez envie de vous faire subir – ou pas.
Chaque défaut supposé est un trésor, une qualité, car il parle de vous, de ce que vous avez vécu, de votre histoire intime. Ne rejetez pas ce que vous êtes ; votre corps est votre bien le plus précieux, celui qui sera avec vous où que vous alliez, quoi que vous fassiez !
Tentez plutôt de vous voir en employant les bons adjectifs, sans vous culpabiliser, et de tirer parti de cette personne formidable en la traitant avec le respect qui lui est dû !

Comment rendre votre body le plus happy possible ?

Votre corps est un formidable indicateur des tensions qui agitent votre esprit.
Alors pour rendre votre body *plus* happy, *commencez donc par écouter ce qu'il a à vous dire !*

1. Main dans la main

Votre physique et votre mental marchent toujours ensemble : vous vous foulez la cheville et cela vous met le moral au plus bas, ou bien vous vous bloquez le dos quand vous n'en pouvez plus de la pression qui pèse sur vos épaules... Eh oui, se sentir bien dans sa tête influence positivement son dynamisme, et prendre soin de son corps aide à se sentir bien dans sa tête. Ça vous semble compliqué ? Pas de panique, vous allez voir que ce dont vous avez besoin pour arriver à un tel résultat est en réalité incroyablement simple.

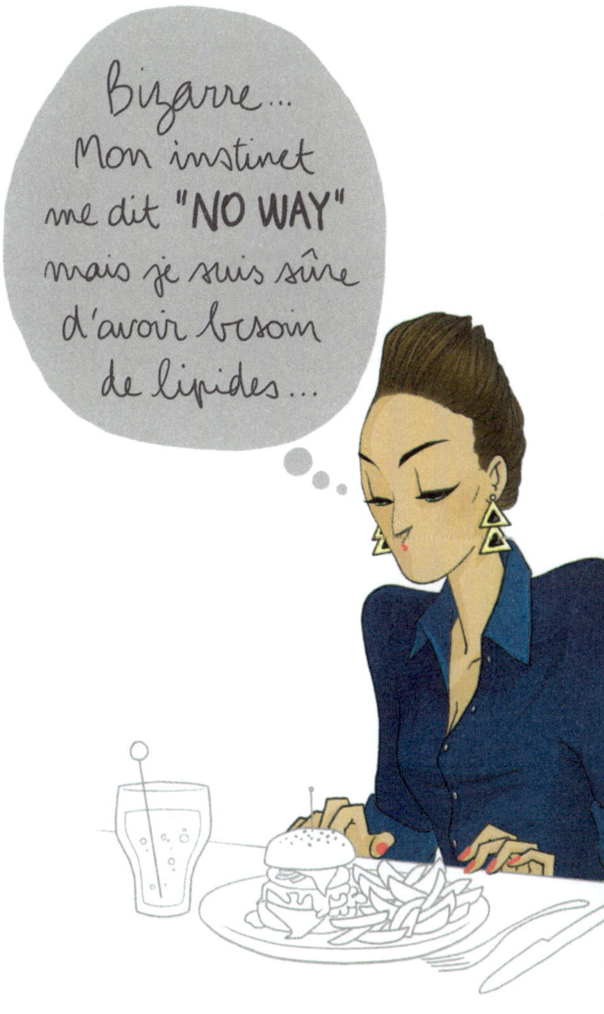
Bizarre... Mon instinct me dit "NO WAY" mais je suis sûre d'avoir besoin de lipides...

2. L'instinct, y'a que ça de vrai !

Vous savez que vous avez besoin de calcium, de magnésium, de vitamines alphabétiques et d'autres protéines pour être en pleine forme. Là où ça se corse, c'est quand il s'agit d'équilibrer tous ces nutriments au quotidien sans pour autant vivre avec sa balance de cuisine et son tableau récapitulatif au fond du sac à main.
Ne vous compliquez pas la vie, faites confiance à votre instinct. Dès que vous commencerez à suivre nos conseils pour

une alimentation plus équilibrée, votre corps réapprendra à « sentir » ce qui est bon pour lui. Vous aurez naturellement envie d'un fruit, d'une viande ou d'un légume en particulier - envie qui jusqu'à présent se concentrait plutôt sur un paquet de gâteaux, une assiette de frites ou un sex on the beach ! Vous pourrez dès lors faire confiance à vos envies les yeux fermés, car vous saliverez sans doute à l'idée d'un plat d'asperges ou d'un jus de légumes ! Oui, oui, promis, juré !

3. Du sommeil du juste

Comme il n'y a pas de physique type, il n'y a pas de sommeil standard. Votre sommeil évolue au cours de votre vie, et vos besoins peuvent varier d'une période à une autre.
Restez à l'écoute des signaux que vous envoie votre corps, et si vous ne pouvez pas tomber dans les bras de Morphée, commencez par faire des microsiestes de 5 minutes pour reprendre du poil de la bête.

Techniques pour une insomniaque

Si vous peinez à trouver le sommeil alors que vous êtes fatiguée, vérifiez que vous n'avez pas... les pieds froids ! Réchauffer ses pieds dans une bassine d'eau chaude additionnée d'une poignée de gros sel (et de quelques gouttes d'huile essentielle de lavande si vous voulez être sûre de vous détendre à fond) juste avant de se coucher évite bien des nuits sans sommeil. Vous pouvez aussi dormir avec une bouillotte ou des chaussettes, mais la technique de la bassine d'eau chaude semble remporter tous les suffrages chez les stressées-qui-n'arrivent-pas-à-décrocher-et-qui-travaillent-du-chapeau-au-lieu-de-dormir que nous sommes parfois.

La technique de Dalí

On prête au peintre Dalí une technique de microsieste bien particulière (il était insomniaque et avait donc besoin de temps de repos dans la journée pour stimuler sa créativité).

Pour pratiquer la sieste du maître surréaliste, endormez-vous assise avec un petit objet dans la main (un trousseau de clés ou un stylo, par exemple). Lorsque vous vous détendrez totalement pour vous abandonner à la douceur d'un petit somme, votre main laissera tomber l'objet par terre et vous réveillera. Vous aurez fait votre microsieste.

Si la bassine d'eau chaude vous laisse froide (ha ha) et que le sommeil est encore loin de vous, passez à l'étape supérieure et droguez-vous ! Oui, oui. La passiflore est une fleur (très belle) qui se referme à la nuit tombée pour dormir peinarde. Une tisane à la passiflore n'a pas d'effets psychotropes, mais elle est connue pour relaxer celles (et ceux) dont le sommeil tarde à venir.

4. On s'bouge !

La véritable petite usine ultra-high-tech que forme votre corps a besoin de se défouler. Il a été récemment prouvé que travailler assis est très dangereux pour la santé. Ça ressemble à une blague, mais quand on y pense, passer de la chasse au ragondin/cueillette des fruits à assise devant son PC sept heures par jour/affalée dans son canapé le reste du temps, peut effectivement entraîner un choc bien rude pour nos charmants muscles en mal de mouvements.

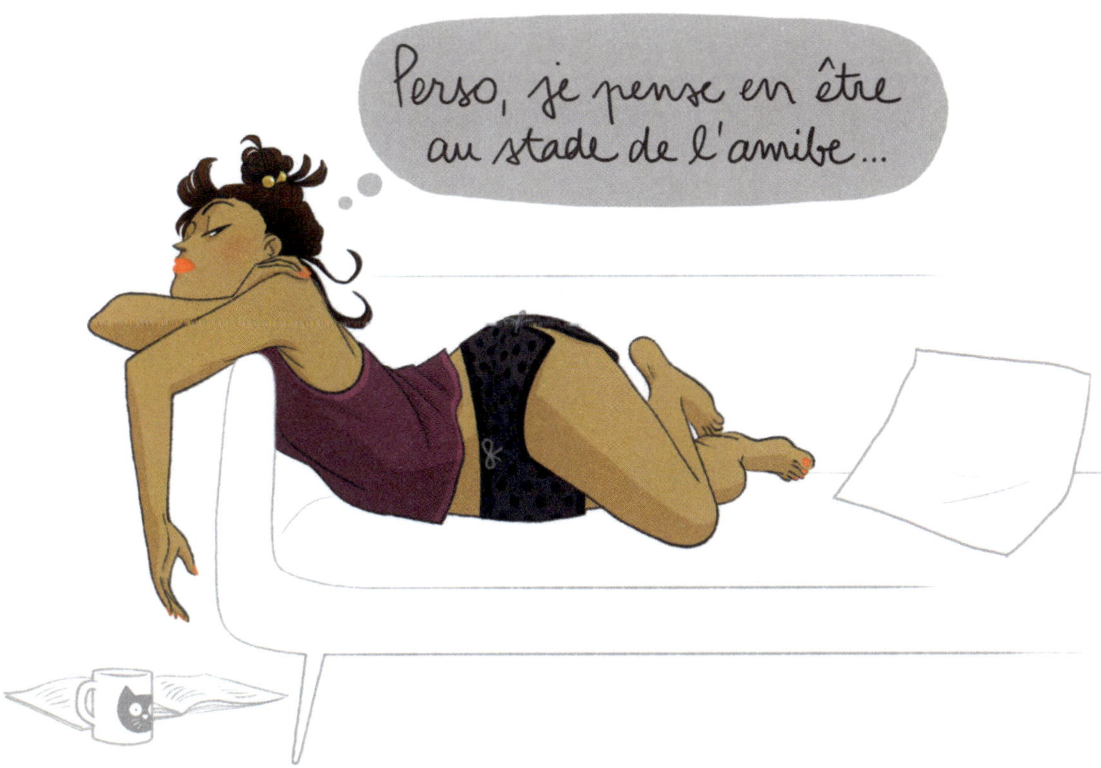

Aussi, si vous avez un métier statique, toutes les excuses sont bonnes pour bouger régulièrement (au moins une fois par heure) : faites des photocopies, remplissez la bouilloire de l'open-space aux lavabos qui se trouvent à l'autre bout du bâtiment, allez voir le temps qu'il fait dehors... Tout, tout, tout, plutôt que de rester immobile plusieurs heures de suite !

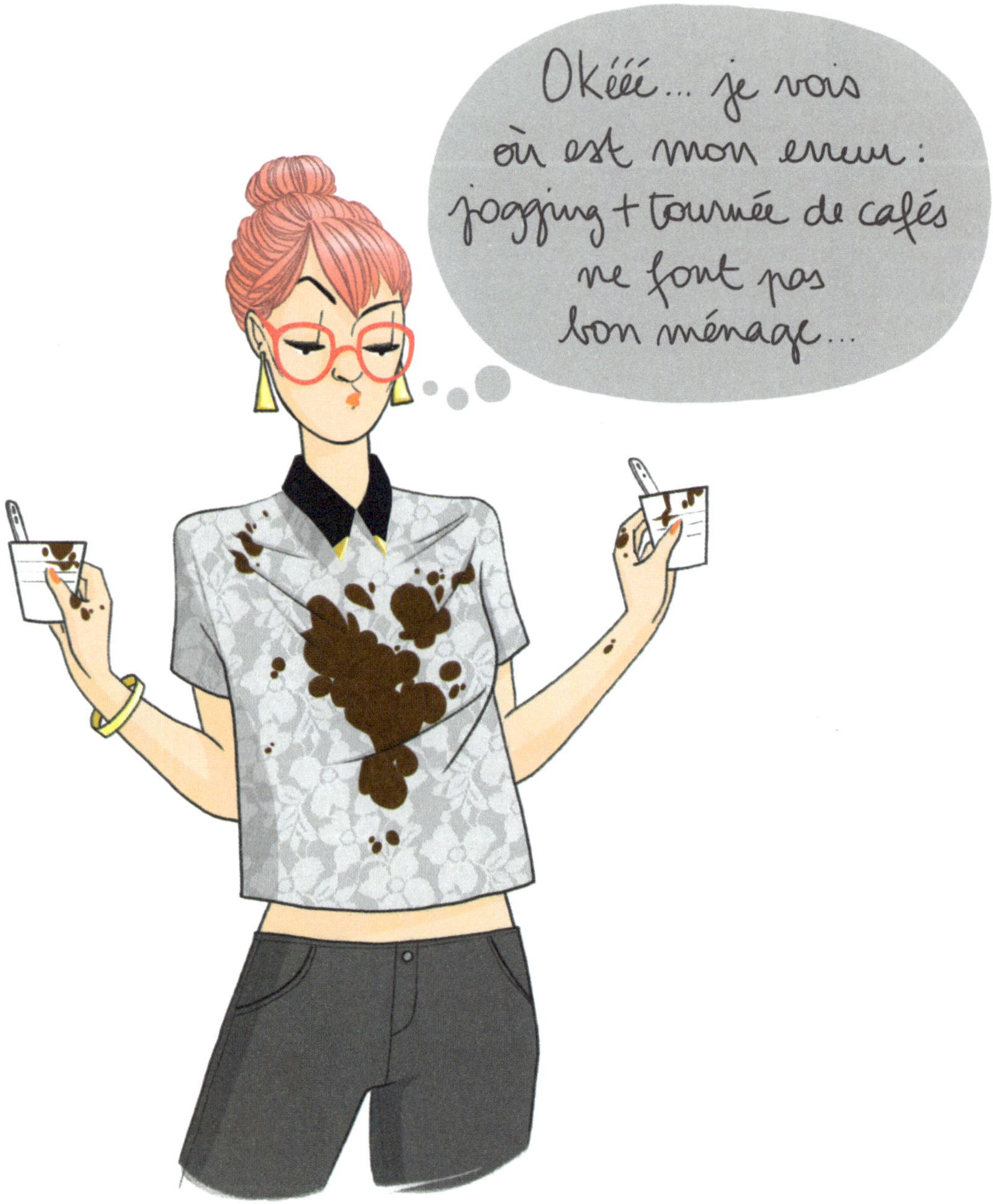
Okééé... je vois où est mon erreur : jogging + tournée de cafés ne font pas bon ménage...

Concrètement, ça fait quoi ?

Une foule de réactions physiques se mettent en route dès que vous bougez : l'absorption des nutriments, l'oxygénation de votre sang, le massage de vos organes (car, oui, faire du sport masse votre foie, vos intestins, et facilite votre digestion !). Et ces réactions en chaîne influencent positivement votre moral.
Excellente raison de plus pour vous bouger, donc avoir une pêche d'enfer, un moral d'acier et des fesses sublimes.

Entendre les maux du corps

Quand vous poussez le bouchon trop loin, physiquement et/ou moralement, votre corps sait très bien vous faire comprendre que vous avez besoin d'un break : maux de dos, plaques d'eczéma, crise d'herpès, grosse angine, sont à prendre au sérieux. Il vous envoie par ce biais un petit mot doux qui dit : « Stop ! Change quelque chose, ça ne va plus, ce que tu fais ne me convient pas. » Prenez ce message en compte en modifiant votre routine afin de trouver votre rythme perso.

Une seule résolution !

Si vous aviez une bonne résolution à prendre pour le reste de votre vie, ça devrait être de vous accorder deux heures de sport par semaine.
Ça peut être n'importe quoi, pourvu que ça vous fasse plaisir ! Quels que soient votre forme physique, la forme de votre physique, votre âge, vous avez un besoin impératif de bouger pour équilibrer votre moral.
Ne l'oubliez jamais.

Faire du sport, c'est l'inverse de la corvée, c'est le cadeau idéal que vous vous faites, le summum du respect de votre *body* !

Partie 2

Prête à changer !

C'est le moment de retrousser les manches de votre petite veste fétiche ! Pour créer votre nouveau vous, adoptez la tornade blanche attitude : faites de la place pour laisser entrer le positif. Débarrassez vos placards physiques et mentaux, regardez bien en face vos sales habitudes et montrez-leur la sortie d'un index ferme et décidé. Enfin tranquille, vous pourrez vous lancer des défis, courts et gratifiants, pour vous booster sur le chemin du *happy body*.

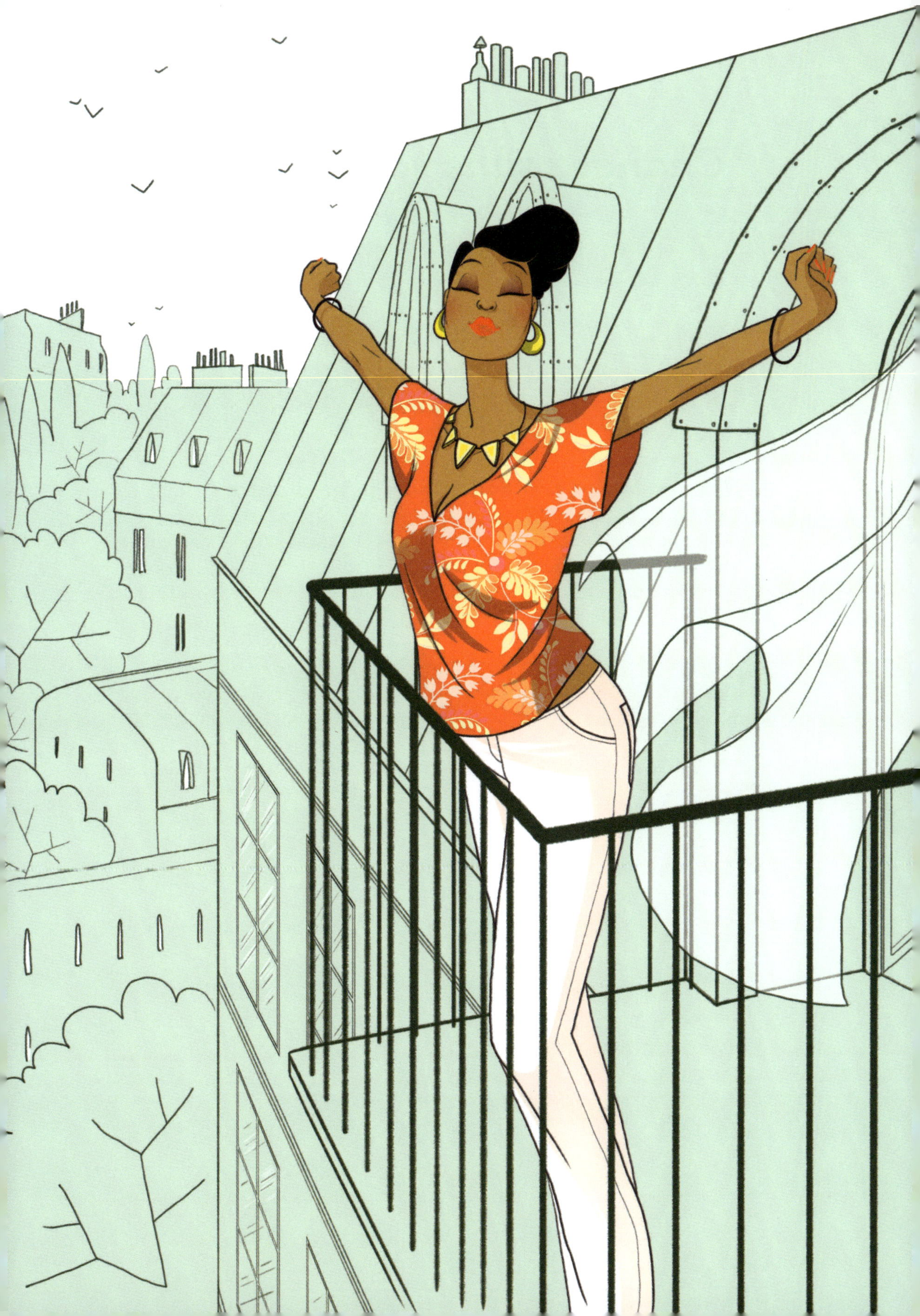

Changez sans vous brusquer

Vous avez envie d'un nouveau souffle, d'une vous réinventée, fraîche et pimpante ? Même si vous ne savez pas exactement ce qui vous ferait du bien, vous sentez au fond de vous que c'est le bon moment, et vous cherchez comment faire, tout simplement !
Alors gardez en tête quelques grandes idées pour ne pas vous perdre en route.

1. Ne cherchez pas à devenir quelqu'un d'autre !

La plus mauvaise raison et la pire période pour changer, c'est lorsque vous souhaitez échapper à la personne que vous êtes. L'idée du changement est un leurre si vous l'appliquez en pensant : « Je veux être aussi organisée que Marie-Véronique de la compta », ou encore : « Je veux troquer mon fessier pour celui de Pippa Middleton. »
Envisagez plutôt cela comme une période d'évolution, de nouveautés et de découvertes. Vous allez prendre en compte la personne que vous êtes dans sa totalité, ce que vous pouvez faire évoluer, et accepter ce qui vous constitue et qui ne peut changer comme une chance et non une tare. Compris ?
Oui, celles qui ont les cheveux raides et bruns voudraient être blondes et bouclées (et inversement bien sûr pour les blondes bouclées !), mais à moins de craquer l'équivalent du PIB des USA chez le coiffeur et vous bousiller le capillaire par la même occasion, mieux vaut tirer le meilleur parti de ce que la nature vous a donné en apprenant comment vous coiffer et avoir des cheveux brillants, soyeux...

Mantra

Se sentir bien avec soi ne devrait JAMAIS impliquer de devenir une autre personne !

2. La frustration est mauvaise conseillère

Si vous voulez perdre votre petit ventre pour être plus à l'aise dans votre jean fétiche, vous y arriverez beaucoup mieux en étant bienveillante avec vous-même.

Comprenez : un matin, vous vous levez, et ce que vous voyez dans le miroir vous donne envie de vous désintégrer dans l'hyperespace. Bien décidée à prendre les choses en main, vous allez directement zapper le petit déjeuner (« C'est fini pour moi, les tartines ! ») ou vous contenter d'un yaourt nature sans sucre et enchaîner sur un marathon. Sur les coups de dix ou onze heures, crevant la dalle, vous allez grignoter ce qui vous tombe sous la main. Au secours, vous venez de ruiner votre belle motivation ! Pour se faire du bien, mincir et être en forme, il ne faut surtout pas se frustrer ou se brusquer.

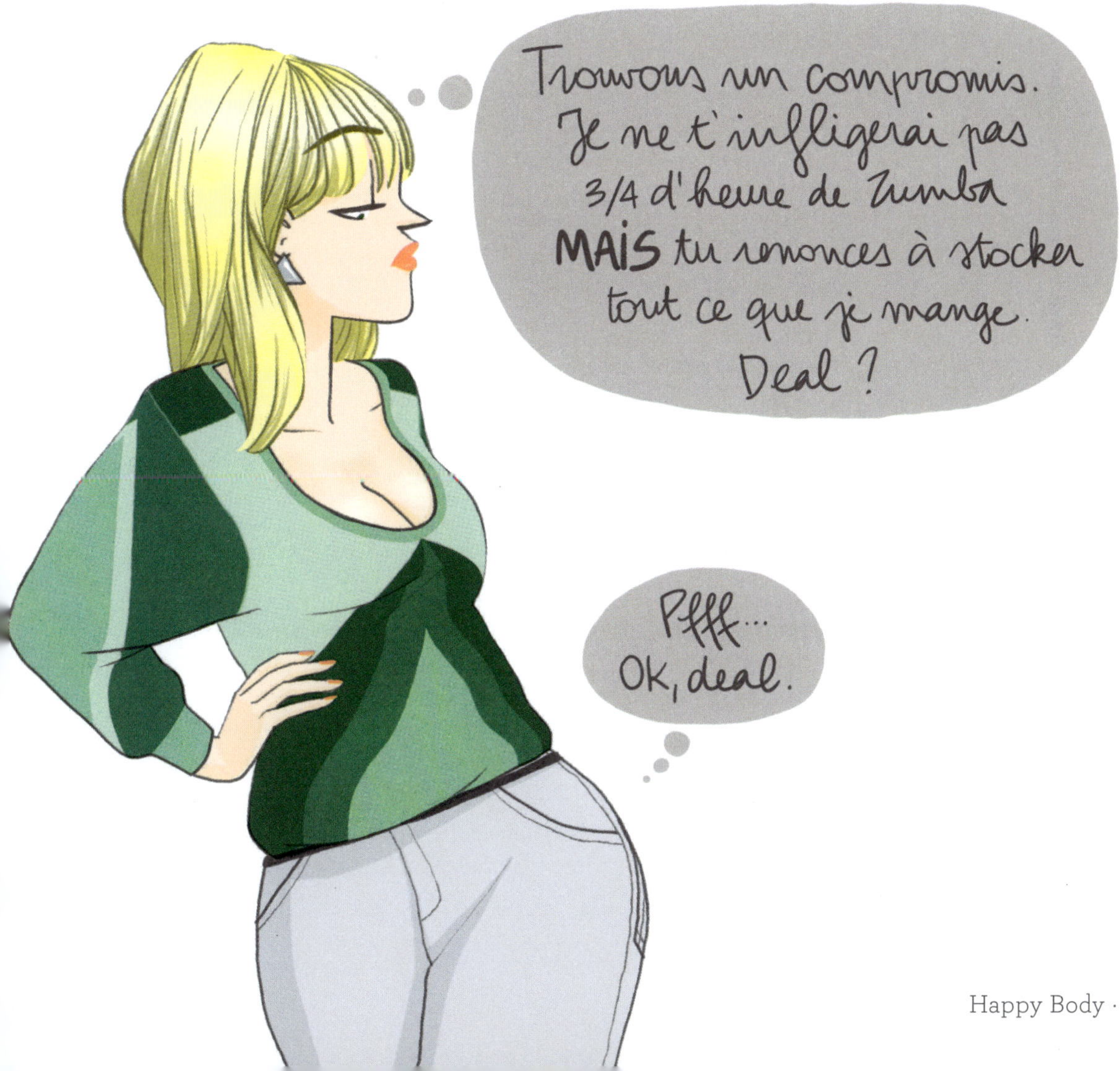
Trouvons un compromis. Je ne t'infligerai pas 3/4 d'heure de Zumba MAIS tu renonces à stocker tout ce que je mange. Deal ?
Pfff... Ok, deal.

Concrètement ?

Cela signifie que vous devez manger à votre faim au moment où vous avez faim et pas parce que c'est l'heure de le faire. Ce que vous mangez quand vous avez faim est assimilé par votre corps.
Ensuite, ne vous gavez pas de choux de Bruxelles, surtout si vous détestez ça, sous prétexte que ça va vous faire mincir. Choisissez des légumes que vous aimez vraiment, quitte à manger trois fois par semaine des aubergines ou des courgettes, si c'est votre péché mignon.
Enfin, mangez à votre faim ! Si vous prenez 20 minutes pour manger, vous aurez le temps de sentir la satiété arriver et serez rassasiée suffisamment. De cette façon, vous aurez raisonnablement faim toutes les 4 heures, vous mangerez sans vous surcharger, vous digérerez mieux, et tout cela sans vous sentir punie.

Conseils d'expert

- Des exercices à l'alimentation, ne vous lancez pas tête baissée ! Introduisez de petites modifications jour après jour. Ces évolutions en douceur seront plus durables que si vous changez tout d'un seul coup.
- Plutôt que de partir dans des recettes compliquées nécessitant des ingrédients qui vous semblent venir de Pluton, introduisez des produits « faciles » : du quinoa à la place des pâtes un soir au dîner, mais servez-le avec la même sauce que d'habitude, un peu d'huile de noisette à la place de la sempiternelle huile d'olive dans votre salade, etc.
- Pareil pour le sport : mieux vaut faire 15 minutes de jogging tous les jours que de courir une heure par mois !

3. Printemps et automne, les saisons du changement

Selon la médecine traditionnelle chinoise, ce sont les saisons pendant lesquelles notre corps se prépare à l'été et à l'hiver.
Pour passer le terrible mois de février sans trébucher sur une grosse bronchite, rien de tel qu'un automne parsemé de monodiètes et repas détox.
Quant au printemps, saison où notre corps se réveille sous l'effet des premiers rayons du soleil, on sent une force nouvelle nous démanger,

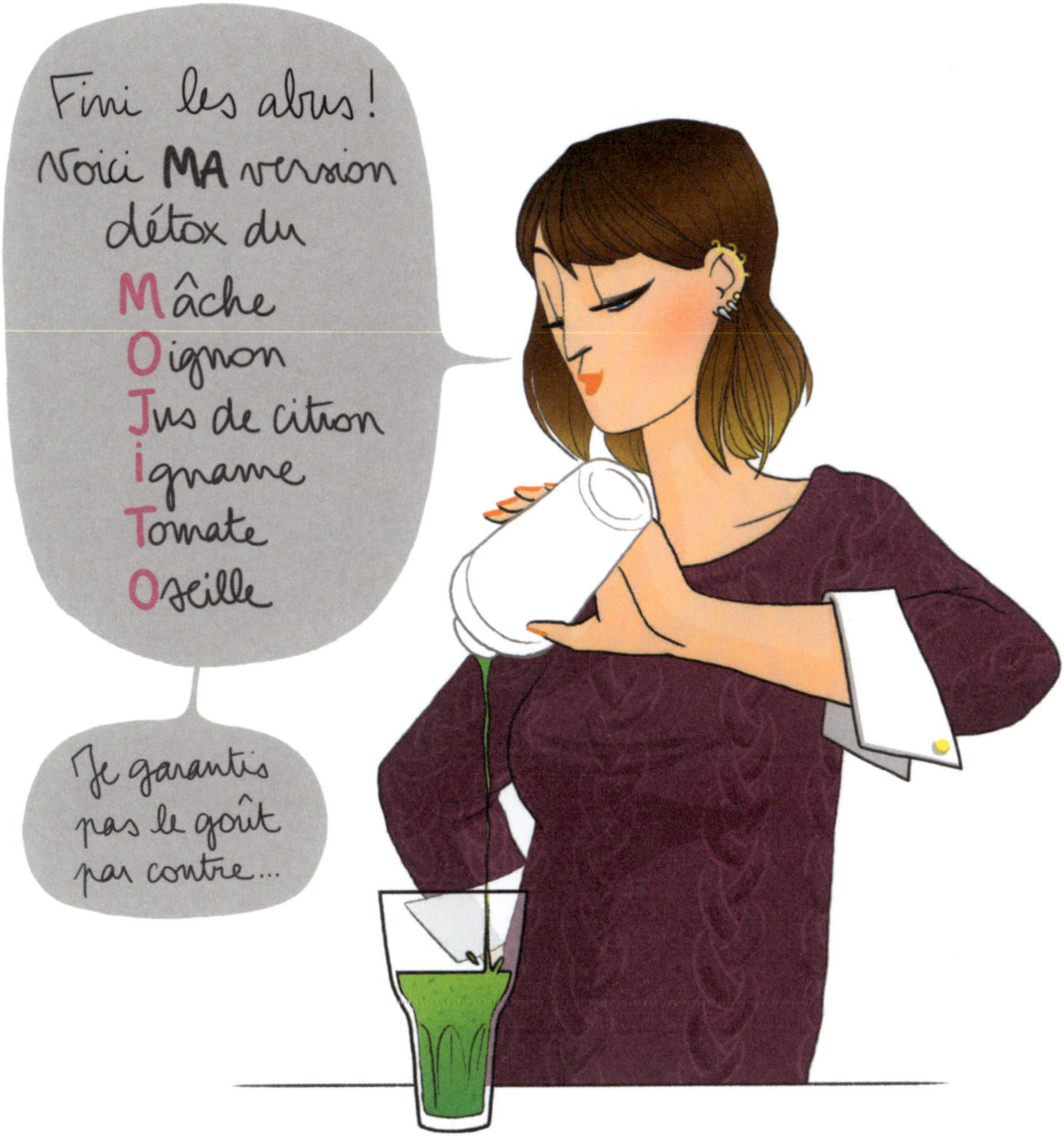
Fini les abus ! Voici MA version détox du
Mâche
Oignon
Jus de citron
Igname
Tomate
Oseille
Je garantis pas le goût par contre...

on a envie de neuf, de beau, de bon ; c'est le moment de nettoyer notre foie en lui offrant une petite cure : pas d'alcool, des légumes frais et une petite tisane de pissenlit pour le détoxifier !
N'hésitez pas non plus à vous offrir un gommage par semaine pour stimuler votre circulation sanguine et faire peau neuve. Ajoutez à cela de grandes balades et hop ! vous préparez harmonieusement votre corps à un été en beauté !

Faites de la place

Maintenant que vous êtes prête à donner plein d'amour à votre corps, vous allez avoir besoin de place dans vos placards et dans votre cuisine pour mettre en valeur et prendre soin de votre nouveau vous. Mais avant de vous surcharger de nouveaux objets, fringues, aliments, commencez donc par trier, jeter, ranger, donner ! Ah ! Quelle bouffée d'oxygène !

1. L'art de trier ses fringues

Donnez...
... les pièces trop mode, donc trop datées. Elles correspondent à une époque, que vous avez sans doute adorée pendant une saison, mais elles sont beaucoup trop 2009 pour être portées avec sérieux.

Séparez-vous...
... des fringues jolies mais pas pratiques. Vous ne vous sentez vraiment pas à votre aise en les portant et, par conséquent, vous ne les portez pas.

Donnez...
... les trucs qui sont trop petits. Ou trop grands. Tout ce qui n'est pas à votre taille doit impérativement être débarrassé de votre penderie !

Soyez impitoyable...
... avec les « trucs à bouloches ». Si vous trouviez ce pull dans une brocante pour vingt centimes, vous ne le regarderiez même pas. Poubelle obligatoire ! C'est aussi valable pour les trucs qui pendouillent aux coudes, aux genoux et bien entendu aux fesses.

Rassemblez...
... les « handicapés ». Tous ces vêtements qui attendent un nouveau bouton, une fermeture Éclair ou un peu de couture. Mettez-les dans un panier ou un sac que vous laisserez en évidence, vous aurez plus de chance d'y penser et donc de les réparer ou de les faire réparer rapidement.
Si, six mois plus tard, ils sont encore dans votre salon, vous n'en ferez probablement rien, alors donnez-les !

Ne gardez pas…
… ces vieux tee-shirts ramollis et bas de joggings improbables pour paresser chez vous. Gardez une tenue qui ne craint rien et offrez-vous un joli pyjama, une tenue de sport adaptée et basta !

Triez aussi…
… les sous-vêtements, grands oubliés des ménages de printemps sous prétexte qu'ils ne prennent pas de place. Chaussettes célibataires, culottes aux élastiques douteux ou à la couleur improbable : on jette ! Impossible de se sentir bien dans son corps sans avoir sous ses fringues de la jolie lingerie, féminine et confortable !

N'oubliez pas…
… de faire le tri dans vos chaussures. Avec un tas qui va aller se refaire une beauté chez le cordonnier, un tas qui pue et qui va vous quitter sans regrets, et un tas de « je les mets jamais car elles me ruinent la voûte plantaire, mais elles sont encore belles donc je les donne ».

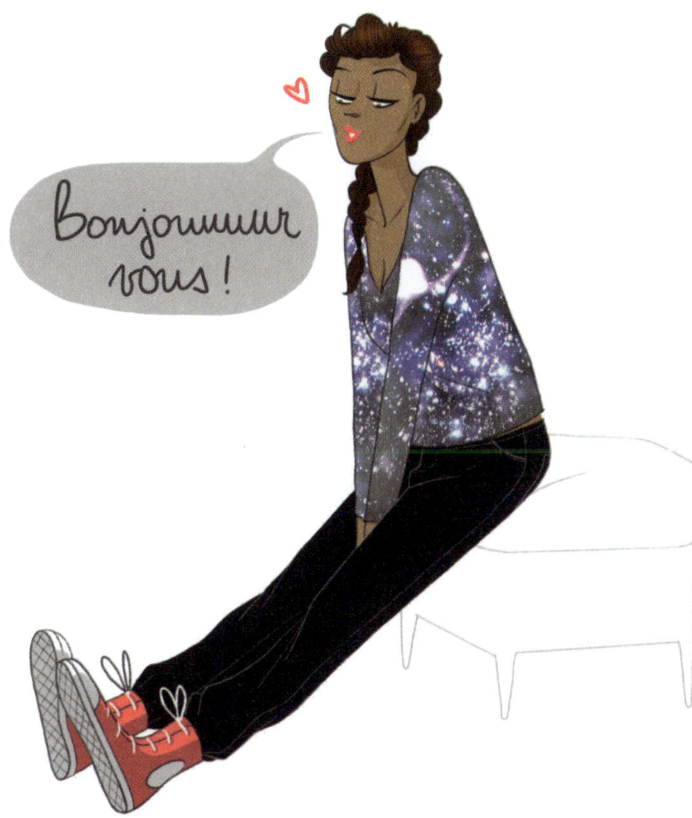

Gardez…
… ce qui est beau. Ce qui vous met de bonne humeur en le voyant, ces fringues adaptables à toutes les circonstances, celles qui sont de bonne qualité et qui peuvent traverser encore quelques années en votre compagnie. Celles que vous pourriez porter chaque jour, en somme.

2. Les bonnes questions pour trier ses placards de cuisine

C'est dans quel état ?

Moules à cake rayés et poêles dont le revêtement est défoncé à coups de couteau depuis belle lurette = risques de manger des microbouts de ce fameux revêtement = pas cool = poubelle ! C'est dur, mais il faut être intraitable avec le matériel de cuisine abîmé. Rien qu'en enlevant moules, poêles et casseroles rayés, fendus, cabossés, vous devriez déjà dégager pas mal d'espace dans la cuisine, et accessoirement vous sentir bien plus légère !

Depuis combien de temps ça n'a pas servi ?

Cela est valable pour les yaourtières, gaufriers et autres multi-crêpes-fondue-partys qui croupissent dans vos placards depuis de longs mois (années, vraiment ?) sans servir à rien. Donnez, vous ferez des heureux !

Combien y en a-t-il d'exemplaires ?

On accumule toutes les tailles de bols mixeurs, de casseroles, parfois les mêmes exemplaires en double ou en triple. Sortez tout et regardez ceux dont vous ne vous servez plus parce que vous avez le même en plus neuf… et donnez les doublons !

Que faire du four à micro-ondes ?

Tout ce qui se cuisine avec cet ustensile se retrouve complètement dépourvu de vitamines. Remplacez-le par un cuit-vapeur, ou revenez à la bonne vieille casserole pour le lait du petit déjeuner.

Quid de ce qui croupit au fond d'une boîte en métal depuis des lustres ?

Triez les herbes et les épices, les vieux thés, etc. Si ça fait longtemps qu'ils sont là, ils sont trop vieux et, concrètement, personne chez vous ne les aime assez pour aller les chercher où ils se trouvent, donc jetez !

Le choix des armes de bien-être massif

Saupoudrez autour de vous de nouvelles bonnes habitudes sachant répondre à vos besoins essentiels. Apprenez à trouver votre espace, du temps pour vous bichonner, et ajoutez dans votre quotidien des éléments divinement agréables pour votre body *!*

1. Un espace bien à soi

Deux possibilités s'offrent à vous.
Soit vous disposez d'un lieu de vie immense et vous pouvez vous aménager un endroit douillet où pratiquer dans le calme les activités qui vous tiennent à cœur et vous faire du bien à la tête et au corps (yoga, méditation, brouette javanaise ou couture…).
Soit votre lieu de vie ne vous permet pas d'aménager un boudoir. Pas de problème, votre boudoir existera bel et bien, mais dans cet endroit formidable qu'est votre mental. Créer son espace, c'est aussi créer intérieurement un lieu où vous pouvez vous retirer où que vous vous trouviez, pour puiser en vous la sérénité nécessaire. Le côté pratique de la chose, c'est qu'une fois que vous avez installé cet espace intérieur, il se balade toujours avec vous.

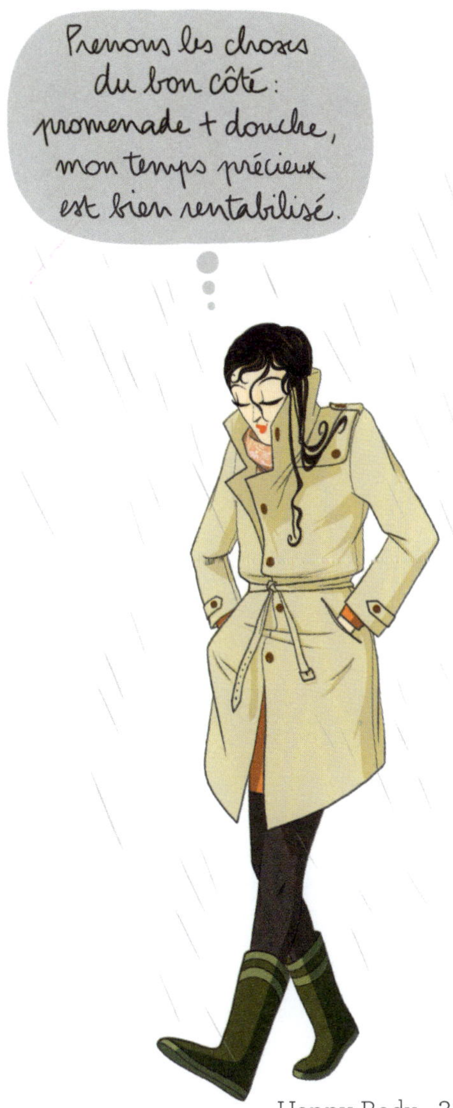
Prenons les choses du bon côté : promenade + douche, mon temps précieux est bien rentabilisé.

2. Du temps précieux

Chaque jour qui passe, réservez-vous coûte que coûte, contre vents et marées, un moment pour vous, pour vous chouchouter. Une promenade de 20 minutes dans votre quartier, un réveil un quart d'heure plus tôt pour émerger en douceur, un cours de sport ou de relaxation, une séance de bricolage…

Le truc ultime !
Si vous pensez être trop pressée pour ces activités, pratiquez les respirations. Une fois par heure, concentrez-vous sur vos inspirations et expirations pendant une minute. Vous trouverez bien une minute dans votre emploi du temps surbooké, non ?

3. Un jardin d'intérieur

Vous êtes prête ? Les nouvelles expériences peuvent commencer. Dans cette quête du *happy body*, l'alimentation et le plaisir qui l'accompagne sont très importants. Aussi, lancez-vous sans plus attendre dans la fabrication maison de vitamines avec des graines germées et des jeunes pousses. Rien de bien compliqué, vous avez simplement besoin d'un bocal en verre (un pot de confiture vide par exemple), d'un élastique et d'un tissu du type tulle ou gaze pour fermer le pot, avec des trous assez gros pour laisser passer l'air et l'eau, mais qui retiendra les graines lorsque vous les mettrez à pousser la tête en bas. Vous trouverez dans les boutiques bio des graines d'alfalfa ou de luzerne, au goût très doux pour commencer.

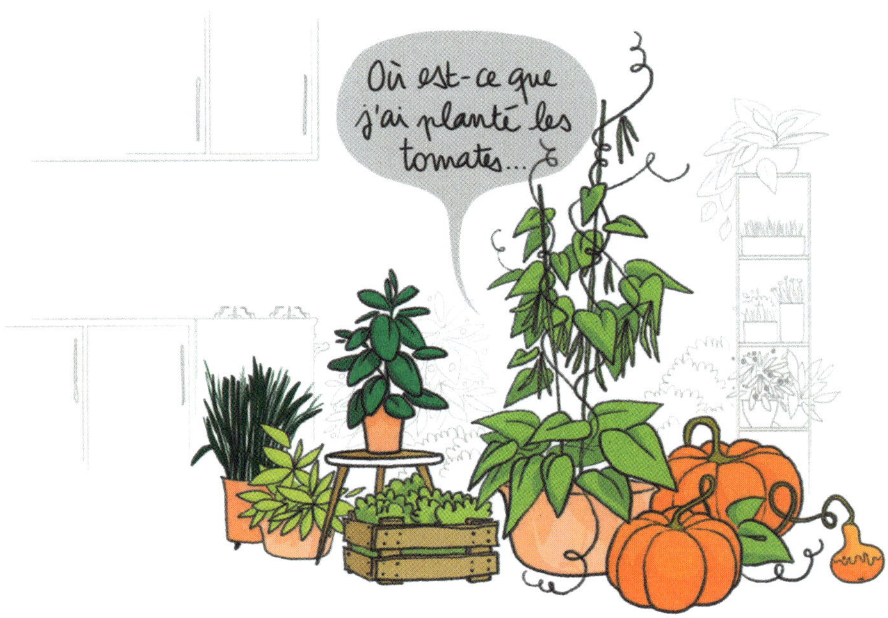

Comment faire ?

Remplissez votre pot avec un centimètre de graines et laissez-les tremper au moins 4 heures pour qu'elles se réhydratent.
Rincez ensuite les graines grâce à l'ingénieux stratagème du bout de tissu tenu par l'élastique et mettez le pot la tête en bas. Rincez les graines chaque jour. Au bout de deux à quatre jours, vous obtenez des graines germées, avec de jolies pousses vert tendre prêtes à être mangées.

Ingénieuses idées pour utiliser les graines germées

- En grosse salade, elles remplacent très bien la laitue, et vous pouvez y ajouter tout ce qui vous tente : tomates, avocats, betteraves, carottes...
- Dans vos sandwichs composés, elles apportent une touche de fraîcheur.
- Dans votre soupe, une fois cuite et mixée, ajoutez une grosse poignée de graines pour apporter les enzymes contenues dans les germes crus.
- Lorsque vous maîtriserez la graine de luzerne, essayez le radis, le poireau, le fenugrec, les lentilles... On peut tout faire germer, et les goûts sont étonnamment très variés ! Le temps de trempage et de germination varie d'une espèce de graine à une autre : plus la graine est grosse (comme le pois chiche), plus elle a besoin de temps pour se réhydrater (une nuit entière pour le pois chiche par exemple).

Fraîcheur garantie

Si vous aimez l'idée d'un minipotager dans la cuisine, ne vous arrêtez pas en si bon chemin ! Accrochez des pots près des fenêtres pour avoir de la ciboulette, de la menthe, du thym, de l'origan, du romarin et du basilic à portée de main. C'est bien meilleur quand c'est frais, et bien plus riche en vitamines !

4. De l'eau !

Pour être en pleine forme, abandonnez définitivement l'eau du robinet, qui est toujours trop chargée en minéraux, avec des seuils élevés de particules n'ayant aucun intérêt pour la santé. La meilleure eau quotidienne est celle qui vous hydrate et vous nettoie, pas celle qui vous apporte du calcium et du magnésium.

Vous avez plusieurs solutions. Soit vous filtrez l'eau avec une carafe spéciale ; c'est la solution économique qui vous évite de porter des packs d'eau en bouteille, mais la qualité de l'eau reste assez moyenne. Soit vous installez un filtre à charbon actif directement à la sortie du robinet, qui va nettoyer et dynamiser l'eau pour en faire l'équivalent citadin d'une eau de source. C'est un investissement, mais sur le long terme, c'est bien plus économique que d'acheter des bouteilles d'eau ! L'eau en bouteille reste une bonne solution intermédiaire, à condition de choisir une eau peu minéralisée (moins de 180 mg par litre de résidus à sec, information que vous trouverez sur les étiquettes des bouteilles).

Tenez-vous-le pour dit !

Pas la peine de boire deux litres d'eau par jour, un litre suffit amplement, le reste étant apporté par votre alimentation.

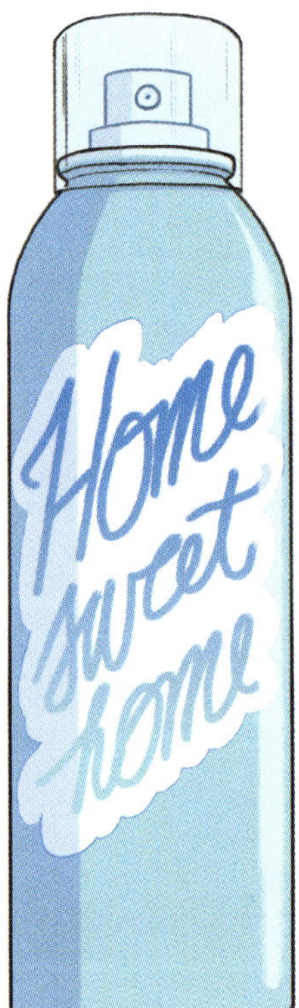

5. Mmmh, la bonne odeur...

Les odeurs agissent immédiatement sur votre bien-être car elles sont perçues directement par votre cerveau limbique, cette partie liée aux souvenirs et aux émotions.
Pour rendre votre nid encore plus douillet et vous sentir encore mieux, rien de tel que quelques gouttes d'huile essentielle, qui parfument et nettoient l'air ambiant. Pour bénéficier totalement des bienfaits des huiles, choisissez un diffuseur électrique avec verrerie, qui diffusera le parfum en microgouttes dans l'atmosphère sans les chauffer, donc sans les abîmer. Notez qu'il faut régulièrement nettoyer le système en diffusant un petit peu d'alcool pour désagréger les résidus d'huile essentielle, qui deviennent épais en séchant et risquent de boucher le tout petit embout.

Un nouvel état d'esprit

La dernière chose à caler avant de vous lancer,
c'est votre état d'esprit.
Apprenez à envisager de façon positive la nouveauté,
le changement d'habitudes, pour faire briller au grand jour
la nouvelle vous, dans son happy body *en totale harmonie !*

1. Chouette, un nouveau moi !

Avoir envie de changer, c'est formidable ! Plutôt que de voir votre nouvelle hygiène de vie comme une source de frustrations ou comme une longue liste d'interdits et d'obligations (« Je ne dois pas manger de tartiflette, je vais devoir me mettre au sport... »), partez du bon pied en listant toutes les bonnes choses que ces changements vont vous apporter :

- « Je vais m'aimer telle que je suis. »
- « Je vais avoir la peau douce, hydratée et délicatement rosée. »
- « Je vais enfin me voir telle que je suis vraiment. »
- « Je vais prendre soin de moi. »
- « Je vais me sentir bien dans mon corps et dans ma tête... »

Une fois cette liste faite, passez toutes vos affirmations au présent : cela permet à votre cerveau d'enregistrer que toutes ces bonnes choses ne vont pas arriver dans un hypothétique futur, mais maintenant.
Et ajoutez derrière les affirmations les actions concrètes que vous mènerez :

- « Je m'aime telle que je suis... car je mange des brocolis. »
- « J'ai la peau douce, hydratée et délicatement rosée... car je marche une demi-heure tous les jours et je bois du thé vert. »
- « Je me vois telle que je suis vraiment... car je médite régulièrement. »
- « Je prends soin de moi... depuis que je me consacre un peu temps. »
- « Je me sens bien dans mon corps et dans ma tête... depuis que je fais mes respirations tous les jours. »

2. Le bon rythme pour mon body

Vous aurez totalement envie de prendre soin de vous en apprenant que votre corps se régénère en grande partie en seulement... un mois et demi ! Un petit mois et demi d'attentions rien qu'à vous, de respirations et de menus adaptés, et vous voilà toute neuve !

Sachez ainsi qu'en trois jours, vos intestins reconstruisent de nouvelles cellules, en une semaine, c'est votre foie, et en un mois, votre peau.
Ça vaut le coup de tenter les recettes *happy body* sur plusieurs jours, non ?
À l'échelle d'une vie, c'est peu, mais pour votre harmonie, c'est énorme !

Que du bon !

Les bénéfices sont nombreux à court terme, puisque vous sentirez très vite un regain de dynamisme et de bien-être. Sur le long terme, vous aurez pris de bonnes habitudes, qui deviendront des réflexes.
Se faire du bien sans avoir à y penser, quoi de plus enthousiasmant ?

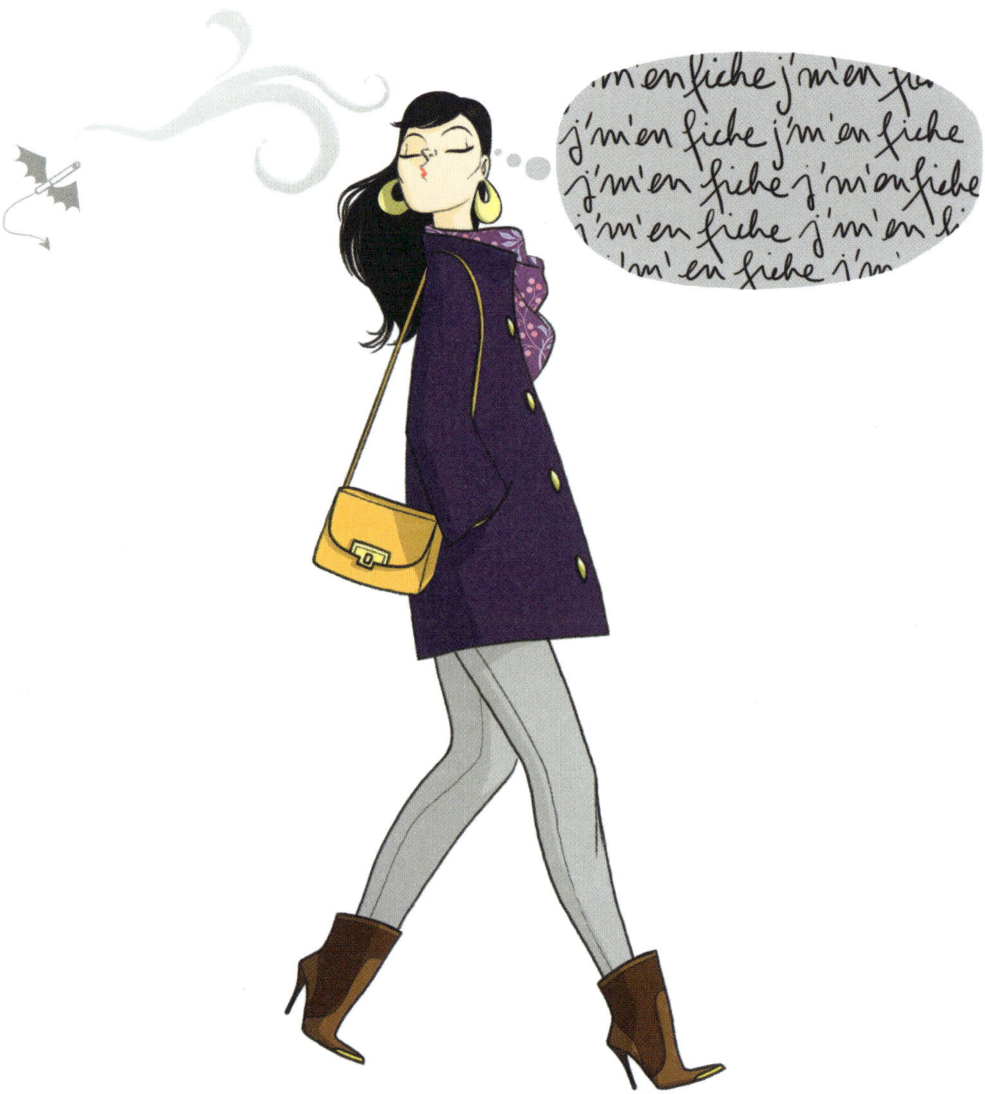

3. Et si vous vous testiez ?

Changer un peu sa routine, c'est moins traumatisant quand on sait que c'est pour une courte période.
Tentez ces défis afin de savoir où vous en êtes avec votre *body* et trouvez l'inspiration pour inventer vos défis sur mesure !

- Une semaine sans manger de sucre, pour savoir jusqu'à quel point vous êtes accro aux douceurs et faire le point sur cette consommation pas très *body-friendly*.
- Nager une fois par semaine pendant un mois, juste pour savoir ce que cette régularité vous apporte.
- Tenir un jour, une semaine, un mois, sans boire un seul verre de vin (ou autre alcool).
- Arrêter de fumer. Avez-vous déjà essayé d'écraser votre cigarette en vous disant que c'est POSITIF d'arrêter ?! Une journée, deux jours, trois jours… Envisagez l'arrêt de la cigarette comme une source de bien-être et un soulagement plutôt qu'une frustration.

Le défi du jus d'orange

Depuis votre plus tendre enfance, on vous tend le matin un verre de jus d'orange en vous disant : « Bois, c'est plein de vitamines. » Votre défi, si vous l'acceptez, est de remplacer le jus d'orange, bien trop sucré (*grosso modo* la même quantité de sucre que dans du soda !) et trop acide, par, au choix : un thé vert, une infusion d'hibiscus, un jus de carotte, pendant dix jours. Vous verrez que la journée est beaucoup plus agréable quand on n'agresse pas son estomac dès le réveil !

Partie 3

Objectif zéro complexe

Apprenez à être un canon de singularité ! Cultivez le charme des détails uniques qui font de vous ce que vous êtes, mettez en valeur vos défauts, soyez parfaitement imparfaite et kiffez-vous ! Balayez les affreux complexes qui encombrent votre *happy body* en acceptant enfin la totalité de ce qui vous compose comme une bénédiction grâce à ces conseils « objectif zéro complexe ! »

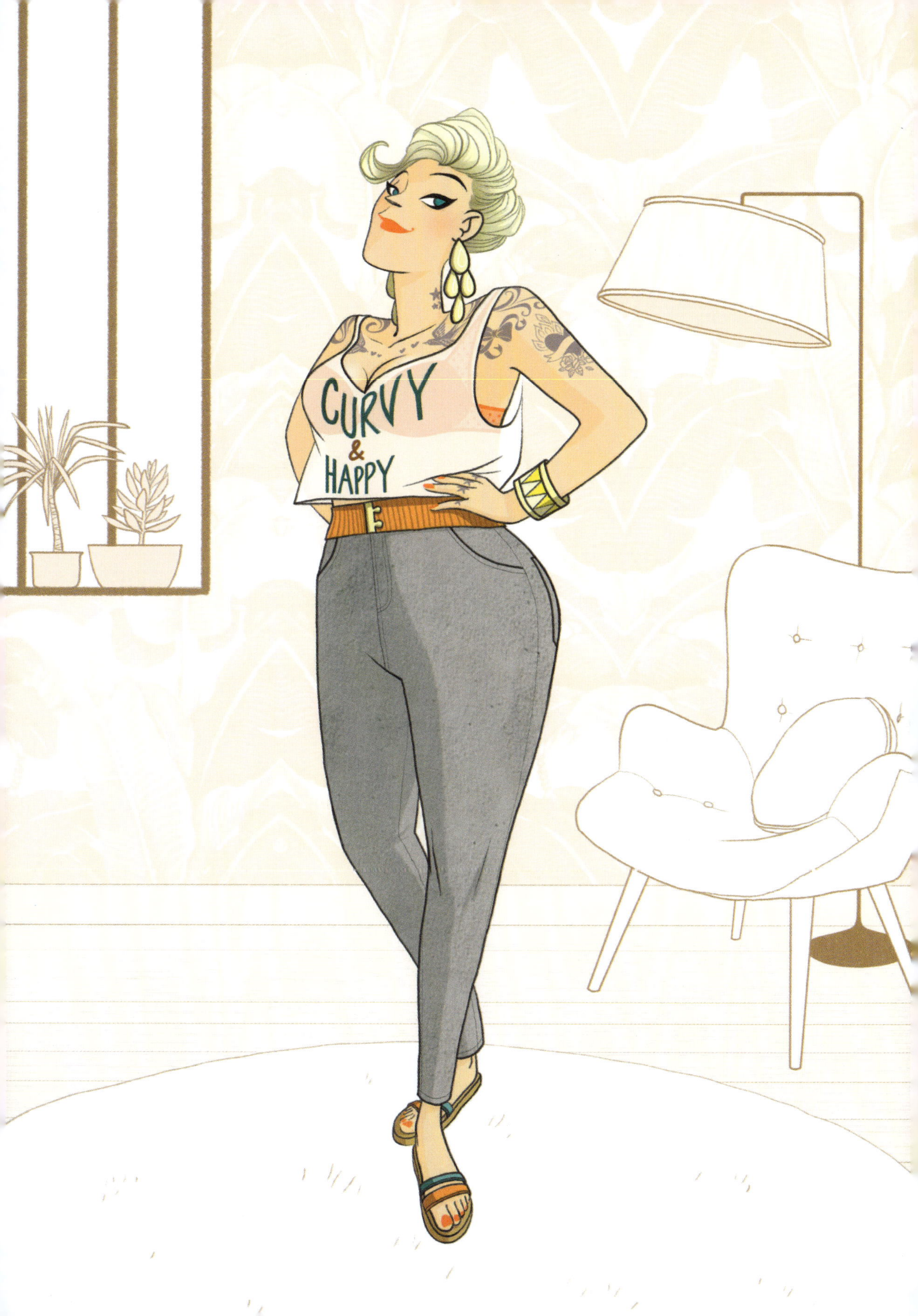
CURVY
&
HAPPY

Imparfaite... Oui, et alors ?

Tout votre être ne se réduit pas à un défaut (ou plusieurs) qu'il vous faudrait camoufler sous peine de périr dans les flammes d'un enfer où seuls les laiderons dans votre genre auraient le droit d'aller. Cet enfer pour laiderons n'existe pas, car nulle n'est affreuse. Une fille est affreuse si elle ignore ses qualités et, par conséquent, ne sait pas les exploiter. C'est imparable. Mais alors comment faire pour se considérer avec bienveillance quand on ne sait pas quels sont ses atouts ?

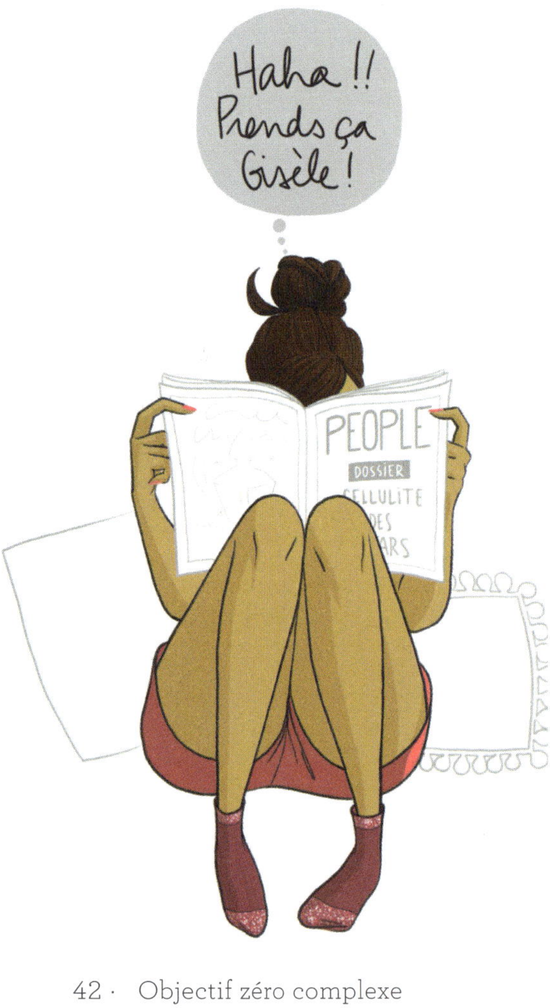

1. Des canons de beauté tout relatifs

Contrairement à ce que pensent les filles complexées, la femme parfaite n'existe pas, et c'est tant mieux !
Faites l'exercice suivant : prenez une femme que vous admirez pour sa classe/sa beauté/son style/son glamour/son sex-appeal/sa ligne... bref, celle en qui vous aimeriez, si vous le pouviez, être réincarnée, celle qui, quand vous la voyez apparaître, vous fait vous sentir comme une vieille sandale allemande. Vous avez bien entendu la possibilité de choisir une star du show-biz comme Marie-Véronique de la compta, c'est vous qui voyez. Plutôt que de vous comparer à elle (et de ressortir avec le moral en miettes), essayez de voir ou de savoir si cette personne est réellement parfaite. Je suis sûre que Marie-Véro a de très beaux yeux verts, la taille fine et une cascade de cheveux fournis et brillants, mais peut-être qu'elle pue des pieds. Qui sait ?
Donc, si la perfection n'existe pas, le charme du *happy body*, si !

Le cocktail gagnant

Le but de la manœuvre n'est pas de dénigrer nos sœurs de cœur, nos amies, nos compagnes de galère, en leur déversant une haine aveugle et acide dans la face. L'opération a pour but de vous permettre de relativiser un peu ce désir de perfection sclérosant. Oui, il y a des filles avec moins de cellulite que vous, mais elles ont les dents de travers alors que vous avez un sourire ultra-*bright*. Oui, il y a des filles avec des petites oreilles adorables, mais elles ont les genoux râpeux, c'est la vie... Nous sommes toutes différentes, et c'est la diversité qui donne tout son relief à la nature humaine !

Un bon cocktail de mise en valeur de vos formes *via* les fringues adaptées, un teint frais et un brin de mystère autour de vos secrets pour être si bien dans vos Converse suffit à créer le mythe, et le charme qui va avec.

2. Mes défauts ? Mais quels défauts ?

Dans ce que l'on considère comme des tares congénitales insupportables, il y a deux catégories de problèmes : ceux sur lesquels on peut concrètement agir, et les autres.

Ce que l'on peut modifier

Vous avez un système pileux à faire pâlir de jalousie Cheetah ? Soit vous décidez que c'est cool – ça vous tient chaud en hiver et en été, le poil libre, c'est féministe –, soit vous investissez dans un abonnement chez l'esthéticienne du coin. Vous n'aimez pas la couleur de vos adorables pupilles ? Soit vous les apprivoisez, soit vous portez des lentilles de couleur. Vous trouvez vos cheveux filasses ? Vous pouvez tout à fait en modifier la texture avec une bonne alimentation et des soins réguliers. Vous n'aimez pas le périmètre de vos hanches ? Un tout petit peu plus de temps consacré à vous-même chaque semaine devrait régler le problème en à peine deux mois.

Les défauts modifiables / La solution

..../..

..../..

..../..

..../..

..../..

..../..

..../..

..../..

Les autres

Les seconds sont les plus problématiques, car on ne peut rien contre eux (mais pas de panique, vous verrez dans le chapitre suivant qu'à l'impossible rien n'est tenu) : les pieds moches, le nez trop gros, les oreilles décollées, les gros os (oui, ça existe, je ne suis pas ronde, j'ai un gros squelette… non, mais !), les genoux pas droits… On va s'arrêter là (bon, si vraiment vous y tenez, vous pouvez compléter cette liste avec vos terreurs physiques toutes personnelles).

Mes défauts… les autres donc…

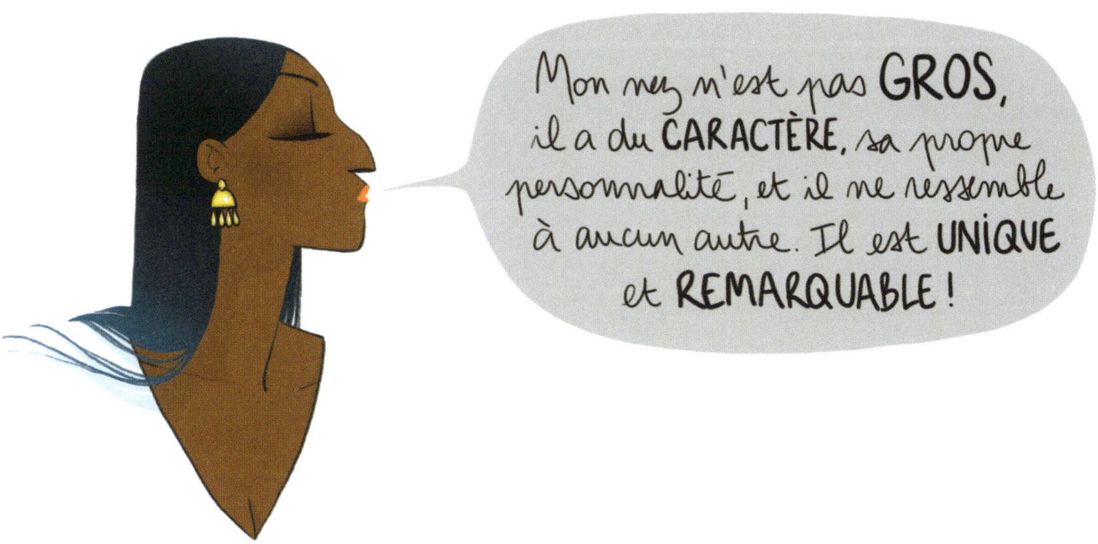
Mon nez n'est pas GROS, il a du CARACTÈRE, sa propre personnalité, et il ne ressemble à aucun autre. Il est UNIQUE et REMARQUABLE !

La solution ?
Essayez en premier lieu d'apprendre à vous considérer avec bienveillance, à regarder ces parties de vous mal aimées comme des bébés lapins infirmes qui auraient désespérément besoin de votre soutien et de votre amour. Réduire ses complexes est un vrai travail au quotidien, ça ne fait aucun doute, mais apprendre à s'apprivoiser, ça vaut le coup ! Tournez la page pour passer à la pratique !

Tour de passe-passe

Les défauts que vous vous attribuez sont aussi une question de point de vue. C'est l'histoire du seau percé qui nous l'enseigne – et qui va transformer, par un formidable tour de passe-passe, vos défauts en qualités. *Yes !*
Le seau percé allait chercher de l'eau tous les jours. Et tous les jours, il perdait la moitié de son précieux chargement. Accablé de honte, il s'excusa auprès de son propriétaire de ne pas être capable de faire mieux. Celui-ci lui demanda alors de contempler la beauté du chemin le lendemain. Le lendemain, le seau contempla, vit de belles fleurs, mais se sentait toujours aussi mal. Son propriétaire lui expliqua donc que c'était grâce à lui, et à son prétendu défaut, que les fleurs embellissaient le chemin, car il les arrosait tous les jours.
Vos prétendus défauts sont des forces dont vous ignorez le pouvoir. Regardez ce que fait l'incroyable Lizzie Velásquez – la femme qui a été élue « femme la plus laide du monde » – de sa vie, de son physique si différent, et vous relativiserez l'importance négative des défauts !

Acceptez l'inacceptable

Ça y est, vous êtes désormais gonflée à bloc, prête à passer aux choses sérieuses. La nouvelle vous va enfin occuper le devant de la scène. C'est à vous de jouer. Eeeeet... ACTION !

1. Pour se mettre en jambes

Donc, vous avez un corps, et c'est déjà une bonne nouvelle. Dans cet ensemble charnel qui est le vôtre, certains détails vous font bugger, au point que vous seriez parfois tentée de les incriminer lorsque votre vie ne prend pas la direction que vous souhaitez. Exemples : « Si Jean-Eudes ne m'a pas rappelée après la soirée de samedi dernier/si le patron du bar ne m'offre pas mon cocktail/si je n'ai pas eu d'augmentation, etc., c'est à cause de mon sourire de génisse/mes orteils tordus/mes grosses fesses... »

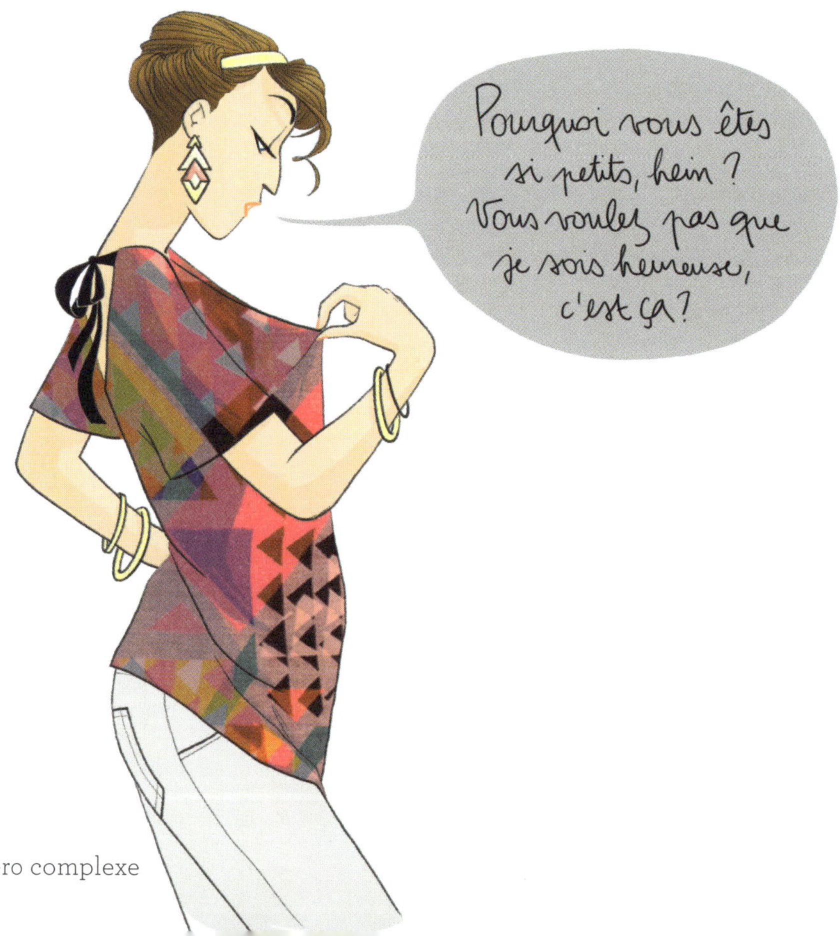
Pourquoi vous êtes si petits, hein ? Vous voulez pas que je sois heureuse, c'est ça ?

N'accusez pas injustement vos chers petits défauts, ils ne sont pas responsables de votre malheur. Les gens qui vous aiment vous aiment comme vous êtes, point. Et si ce n'est pas le cas, changez d'amis !

2. Concrètement, je fais quoi ?

Pour vous aider à faire évoluer votre regard sur vous-même, tentez l'exercice suivant.
Listez les parties de votre corps qui vous pourrissent la vie. Ne cherchez pas trop longtemps, les réponses doivent être spontanées (et en plus, vous avez fait une première petite liste dans le chapitre précédent) ! Et vous n'êtes pas non plus obligée de vous inventer des phobies pour avoir le droit de doper votre self-estime en lisant ce bouquin !

Mes pires défauts

- ....
- ....
- ....
- ....

Voici maintenant comment vous allez apprivoiser l'animal dangereux en deux étapes !

Étape 1 : moche, mais pratique ?

Comment voir d'un autre œil ce qui vous révulse chez vous ? En faisant la liste de vos qualités !

- **Exemple 1 : j'ai les oreilles décollées.** Oui, mes oreilles sont en feuilles de chou géant. Mais grâce à elles, j'entends très bien ce qui se passe autour de moi, je profite du murmure du vent dans les arbres, du bruit de la pluie, des chuchotements amoureux au creux de mon cou, du doux son des oignons qui rissolent, et je peux parler des heures avec ma copine Frénégonde. Avoir des oreilles, même décollées, c'est mieux que de ne pas en avoir du tout.

- **Exemple 2 : j'ai des pieds moches, secs, tordus…** Oui, mais avec mes pieds, je peux tenir debout, marcher, courir. Je peux donc aller faire du shopping, rendre visite à ma grand-mère, découvrir de nouveaux paysages et conquérir le monde. Mes pieds sont toujours là pour moi, pas ingrats pour deux sous, ils supportent le poids de mon corps toute la journée. Avoir des pieds, même moches, c'est mieux que de pas en avoir du tout.

À moi

Je n'aime pas ....

Mais ....,

donc avoir ...., c'est mieux que de ne pas en avoir du tout.

Exercice à répéter autant de fois que nécessaire pour chaque partie de votre corps concernée. N'hésitez pas à compléter la liste des avantages chaque fois que vous en trouvez un nouveau.
Cela enrichira votre bibliothèque intérieure d'éléments positifs, et c'est super-important.

Étape 2 : un peu de bienveillance dans ce monde de brutes

Plutôt que de rejeter vos pieds comme d'affreux laiderons, investissez du temps, de l'amour (et éventuellement de l'argent) en eux. Considérez vos défauts comme vulnérables, des parties de vous blessées qui nécessitent des attentions toutes particulières.

- **Vos pieds vous horrifient ?**

Consacrez une part de votre budget beauté à une pédicure professionnelle ; ils seront bichonnés, massés, exfoliés, hydratés, limés et colorés avec votre couleur favorite. Achetez ensuite une très belle paire de sandales pour mettre en valeur cette sublimation de vos petons. Essayez aussi les rendez-vous réguliers chez un réflexologue, grand manitou du bien-être par les pieds. Vous verrez qu'ils sont une source de détente formidable lorsqu'on les traite avec amour et respect, et vous ne pourrez que les aimer un peu plus !

- **Vous détestez vos genoux ?**

Massez-les tous les jours avec une crème de grande qualité, un truc un peu cher ou carrément super-luxe, dont le flacon et l'odeur vous font rêver. Faites de vos genoux la star glamour d'un film muet.

• Vos fesses vous font horreur ?
Chouchoutez-les quotidiennement avec des massages et des crèmes, prenez-en soin avec amour et délicatesse.

• Vous avez pris vos oreilles en grippe ?
Trouvez une paire de boucles d'oreilles qui les allongera ou les fera paraître plus petites, optez pour une coupe de cheveux qui dégage votre nuque et prenez rendez-vous avec un auriculothérapeute (oui, ça existe en vrai !), praticien d'un style d'acupuncture sur les oreilles qui vous permettra d'atteindre un quasi-orgasme de bien-être par trituration de vos chères oreilles !

L'essentiel est de consacrer du temps et de l'attention régulièrement à cette partie de vous méprisée, reniée, mal aimée et maltraitée pour en faire une partie de vous, tout simplement.

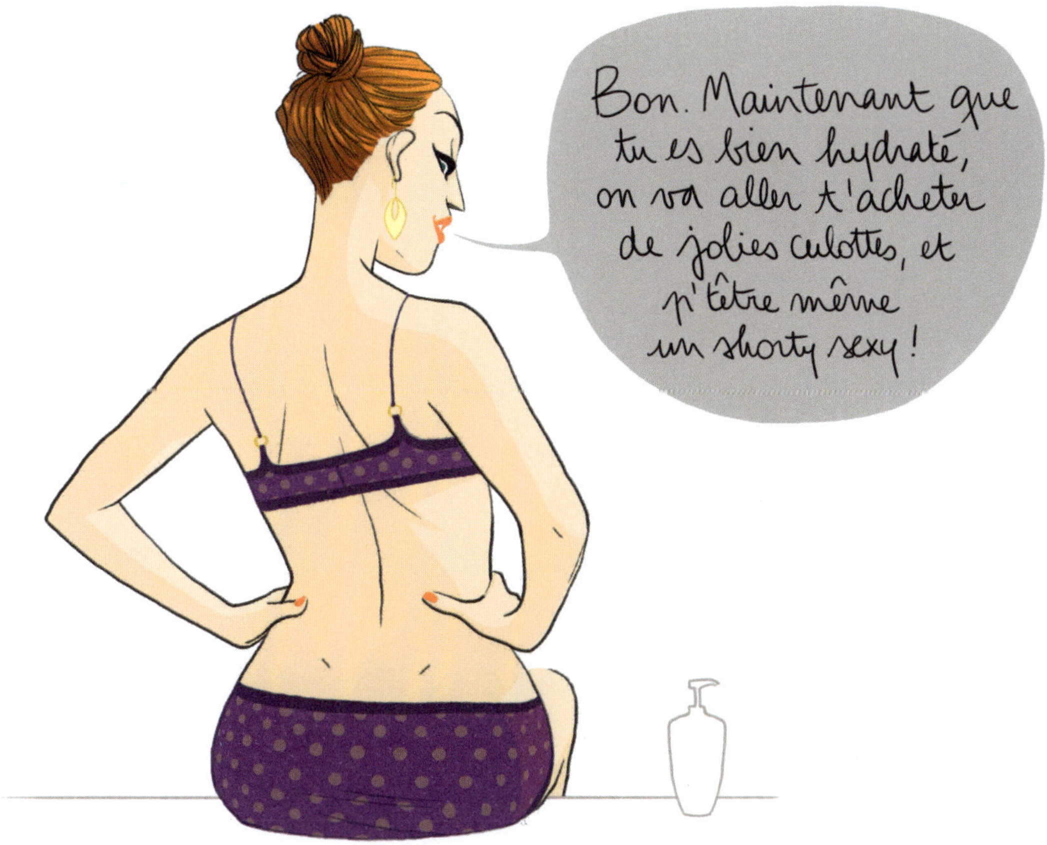
Bon. Maintenant que tu es bien hydraté, on va aller t'acheter de jolies culottes, et p'têtre même un shorty sexy !

Faites le point sur vos atouts charme

Maintenant que vous savez comment faire la paix avec vos défauts, il est important que vous sachiez reconnaître ce qui vous fait frétiller de bonheur quand vous vous observez dans la glace. Impossible d'être une femme accomplie si vous ne vous regardez pas en totalité, sans chipoter sur les détails !

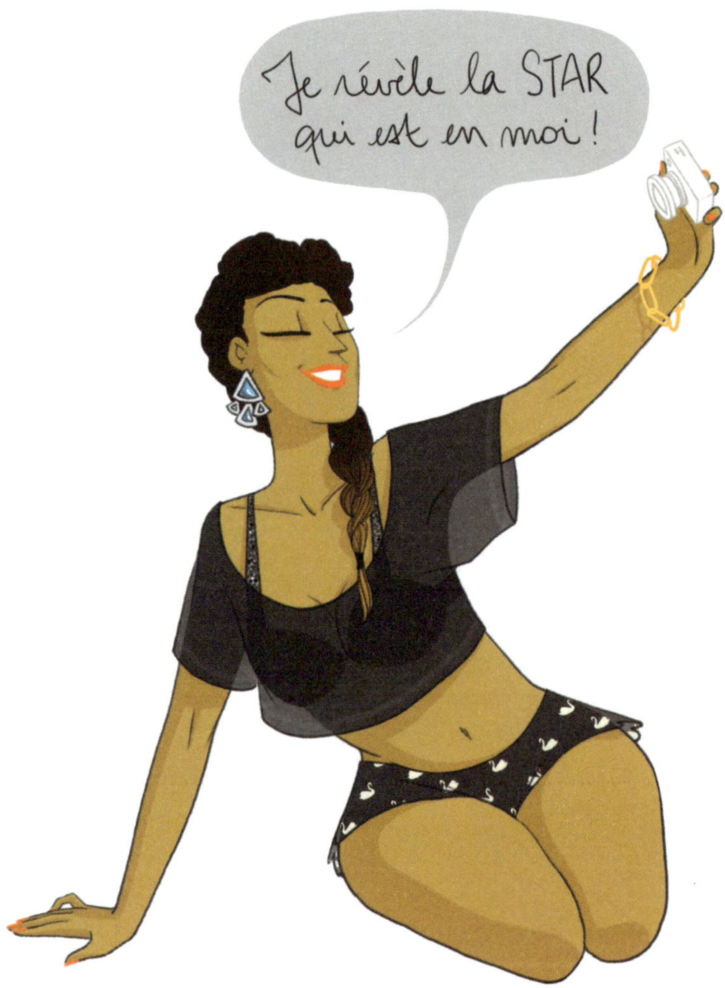

1. Belle, belle, belle, comme le jour !

Faites la liste de ce que vous aimez chez vous et demandez-vous pourquoi vous aimez ça. Vous avez la peau douce et veloutée comme un jeune faon ? Ça compte ! Vos cheveux sont épais et bouclés ? Ça compte ! Listez aussi des qualités qui pourraient parfois être des défauts pour d'autres personnes, par exemple : une poitrine toute menue (c'est top, je peux faire un 100 mètres-haies même sans soutif, je peux dormir sur le ventre, les blouses fluides tombent joliment sur moi !) ou au contraire des seins bien rebondis (ça aussi, c'est top, j'adore les mettre en valeur avec de la superbe lingerie, mon décolleté est sublime, et grâce à eux, ma silhouette est super-bien proportionnée !).

2. Savoir s'aimer dans les détails aussi

Allez encore plus loin et pensez à des détails infimes qui vous donnent satisfaction : la forme de vos ongles, l'arrondi de votre joue ou la courbe supérieure de vos lèvres, le grain de beauté sur la fesse gauche qui vous fait sentir si sexy... Vous pouvez aussi lister ce qui fait que toutes ces parties de votre corps marchent bien ensemble, votre duo ravageur yeux verts/cheveux roux, peau claire/cheveux bruns, teint hâlé/jambes fuselées... Toutes les combinaisons *feel-good* sont les bienvenues !

Les 10 choses de moi que je surkiffe à fond !

- ....
- ....
- ....
- ....
- ....
- ....
- ....
- ....
- ....
- ....

Test : si vous étiez votre meilleure amie, que diriez-vous de vous-même ?

Écrivez-vous une lettre d'amitié, à base de « ce que j'aime chez toi, c'est..., tu es vraiment jolie quand..., ce qui te rend physiquement unique, c'est..., je trouve que ton/ta/tes... est/sont formidable(s), éclatant(s), unique(s), vraiment beau(x)... »

Une fois que vous vous êtes dit et écrit de belles choses, gardez-les sous la main, dans un joli carnet, pour les relire les jours où vous vous sentez échouée tel le cachalot dans un océan de larmes. Cela vous fera du bien de savoir qu'en fait, tout n'est pas si nul !

3. Il y a des jours avec...

À moins d'être totalement mégalo, c'est compliqué de tout aimer chez soi tout le temps. Les circonstances de la vie évoluent et nous avec, et il y aura forcément des périodes où vous changerez de physique et où vous devrez vous adapter à ces changements. Regardez avec bienveillance celle que vous êtes, celle qui change et qui évolue. Même les jours où vous trouverez que le reflet du miroir est franchement bof bof, n'oubliez pas que tout est transitoire, que demain, après un peu de repos, vous vous sentirez certainement mieux. Si ce n'est pas le cas, lisez l'encadré ci-dessous.

Et si je ne m'en sors pas ?

Pression de l'entourage dès l'enfance, perfectionnisme, comparaisons excessives… Les raisons de vous sentir accablée de défauts sont nombreuses. Vous avez peut-être intégré des injonctions sur ce à quoi vous devriez ressembler, ce que vous devriez faire, penser…, et en dépit de toute votre bonne volonté pour vous accepter, ces phrases assassines, ces « il faut » et ces « tu dois », ne vous lâchent pas. Pour vous délester de votre culpabilité d'être imparfaite, rien de tel que de remonter le fil de ces petites phrases avec un psy. Faire appel à une personne extérieure et formée pour vous guider, témoin neutre et bienveillant, est un excellent moyen d'y voir plus clair, de vous comprendre et de vous libérer, enfin, des « tudoisilfaut » qui vous font tourner en bourrique !

Incarnez la sublime attitude

Pour vous sentir bien et que ça se voie, il n'y a rien de mieux que de prendre un peu de recul sur vous, sur les autres et sur les étincelles que vos relations ne manquent pas de produire ! Voici des idées pour faire rayonner votre incroyable charme tout autour de vous !

1. Les bonnes fringues

Normalement, vous avez trié vos vêtements pour ne garder que ceux qui sont confortables, élégants, de bonne qualité, et qui vous rendent heureuse et belle rien qu'en ouvrant la porte de votre armoire.

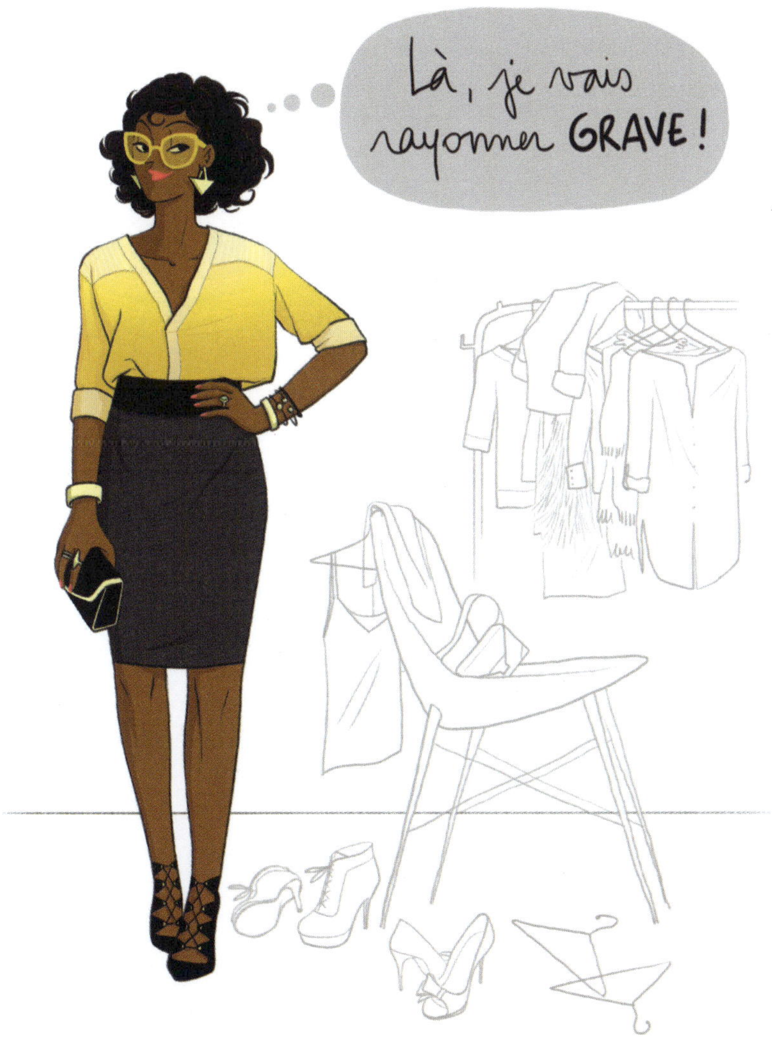

C'est avec ces vêtements qui vous subliment que vous commencez à vous réapproprier votre façon de bouger, de vous tenir. On n'a pas du tout la même allure quand on porte une robe dans laquelle on se sent belle, qui va si bien avec cette adorable paire de chaussures, et quand on porte une vieille jupe défraîchie à la longueur improbable avec des chaussures trop vieilles et d'une qualité douteuse, pas vrai ? C'est pour ça que le tri radical est indispensable !

2. La posture

Entraînez-vous à marcher en relevant la tête et en dégageant le torse. Imiter Beyonce et s'imaginer avançant cheveux au vent peut être le début d'une solution ; à vous de sentir le juste milieu entre le moment où vous avez le *powerful-happy-body-style* et celui où vous avez l'air d'une dinde ridicule qui se la pète à mort. Question de dosage.

3. Les détails d'importance

Des cheveux bien nets (merci le shampooing sec qui évite d'avoir à se laver les cheveux tous les jours !), des ongles bien taillés, cuticules rangées, éventuellement du vernis. Il y a mille façons de se chouchouter pour être *happy* du *body*. Et puis il y a les détails que personne ne remarque, qui sont aussi ceux qui vous donnent de l'assurance : ce joli shorty en dentelle que vous avez mis ce matin par exemple, personne ne le sait à part vous, mais il change tout !

Ces petits détails que j'aime tant

....

....

....

....

....

....

....

....

4. L'humour

Utilisez-le pour montrer les défauts que vous ne pouvez cacher et ainsi les transformer en quasi-qualités autour de vous. Une petite blague bien tournée est toujours plus efficace qu'un énorme cache-misère, et le charme de l'autodérision est désarmant !

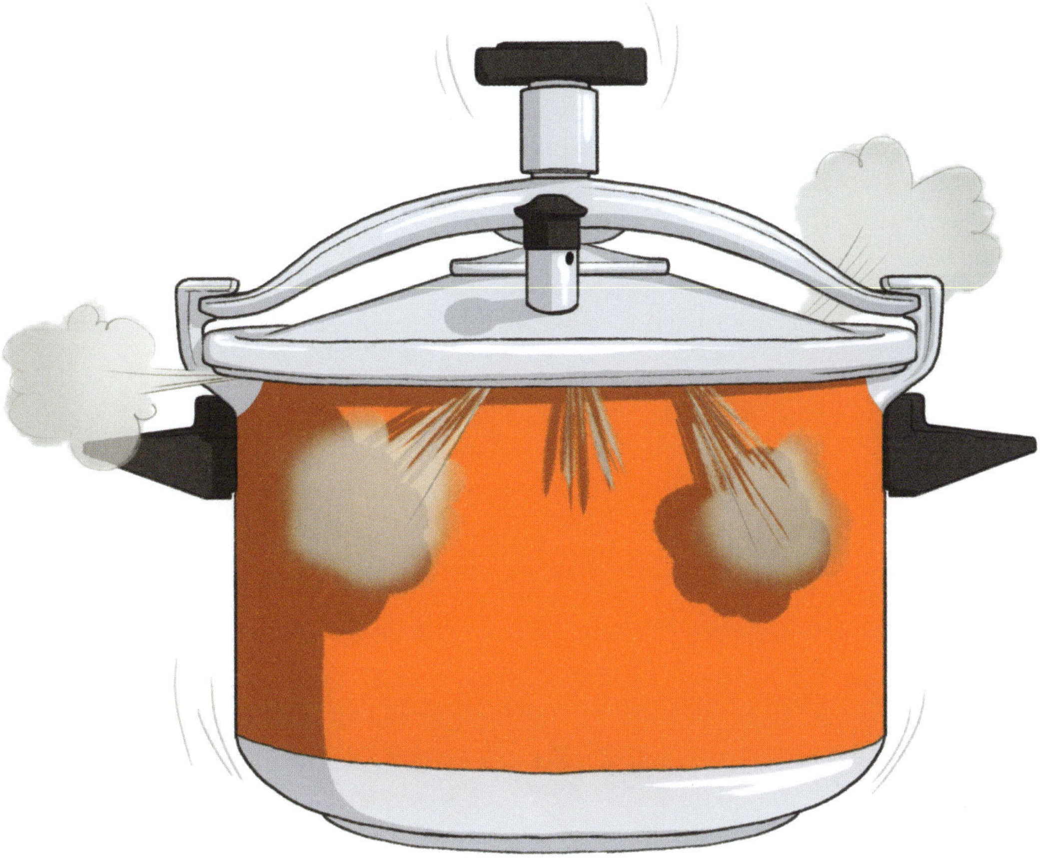

Lâchez la pression !

Ne vous mettez pas une pression de dingue pour atteindre une quelconque forme de perfection ! Que ce soit alimentaire, éducatif, physique, professionnel, tentez simplement d'améliorer en douceur, petit à petit, ce qui vous chagrine jour après jour. Vous arriverez bien plus loin de cette façon qu'en révolutionnant votre vie d'un coup sec et violent (les bonnes résolutions drastiques ne tiennent pas beaucoup plus de dix jours...). Laissez-vous vivre, en somme !

5. Assumez !

N'ayez pas honte de qui vous êtes et de ce que vous aimez. Vous pouvez totalement être sexy et intéressante quand vous parlez de votre amour de la broderie, des posters du Club Dorothée ou du tuning de bas de caisse sur votre Twingo. Le tout est d'ASSUMER ce qui vous plaît et de le faire partager avec passion et humour. Vous êtes un ensemble physique, émotionnel et psychique unique.

En un mot comme en cent

Celle que vous êtes est intelligente, rayonnante, courageuse, belle, bricoleuse, audacieuse, sensuelle, bordélique, marrante, travailleuse, glandeuse, méticuleuse, créative, sérieuse, pétillante, déterminée, franche, passionnée, merveilleuse, dynamique, acharnée, joyeuse, aimante, aventureuse, forte, tendre, râleuse, fêtarde, ravissante, un peu tout de tout ça et de beaucoup d'autres choses encore, selon l'humeur et les circonstances. Et c'est parfait. Ne l'oubliez jamais !

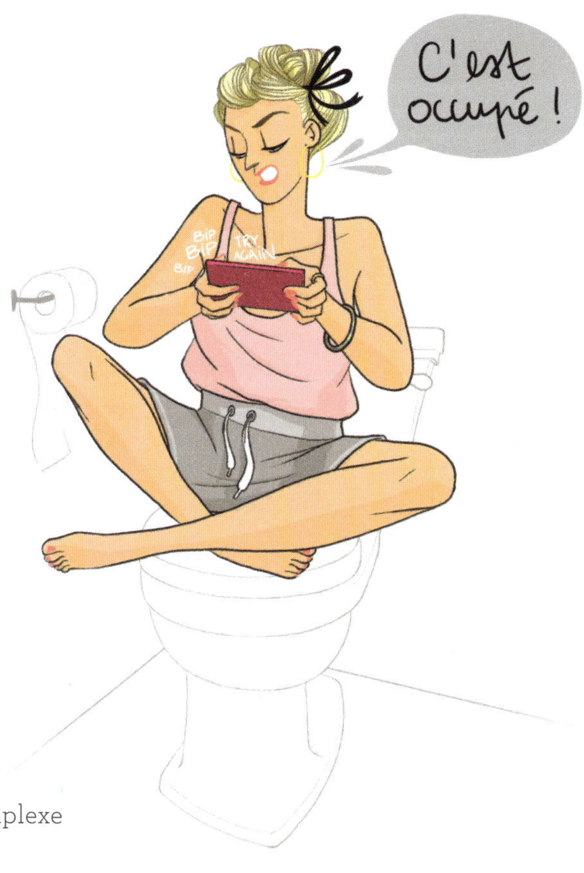

Regardez vos peurs en face

Pour être totalement en harmonie avec son corps, il faut apprivoiser ses peurs. Sous l'effet de l'angoisse, on se recroqueville, on se met sur la défensive, bref, pas moyen d'exulter physiquement et d'avancer dans la vie quand on est terrorisée ! Peur de quoi ? D'être jugée, déconsidérée, ridicule, mal vue...
Allez, c'est le moment de décortiquer le grand monstre de vos angoisses, de les regarder en face et de leur tirer la langue une bonne fois pour toutes !

1. Petit cinéma intérieur

La peur nous paralyse souvent à distance. Avant même de nous retrouver dans la situation où nos genoux jouent des castagnettes, on anticipe et on invente des scénarios catastrophes où notre vie se termine mal. Très mal.
Dans ces moments, impossible d'imaginer autre chose qu'une issue fatale. Et, forcément, le simple fait de voir le scénario apocalyptique se dérouler dans votre cerveau affolé vous coupe toute envie de le vivre en vrai ; vous êtes tétanisée, tel un petit lapin blanc dans les phares du 15-tonnes.

2. Objectivation des peurs

L'immobilité fébrile étant l'inverse absolu de la dynamique conquête du *happy body*, il est temps de passer à cette phase en quatre étapes.

L'identification de la peur

La peur, c'est comme le train, une angoisse peut en cacher une autre. Tentez d'identifier avec force détails ce qui vous transforme en jus de nouilles rien que d'y penser.
- Est-ce que j'ai peur de rougir lorsque je prends la parole en public ou bien est-ce que j'ai peur de mal m'exprimer en public ?
- Est-ce que j'ai peur de mettre un short parce que ça ne me va pas ou est-ce que j'ai peur que l'on se moque de mes jambes ?

Le travail du scénario catastrophe jusqu'au bout

Prenez toujours la pire option entre deux, car il faut aller déloger la peur du fond de la grotte où elle se trouve.

- J'ai peur de bafouiller si je parle devant tout le monde. Que va-t-il se passer si je bafouille un lapsus malheureux, voire, pire, sexuel, devant mon boss et que je rougis ?
- J'ai peur de mettre mon short. Que se passera-t-il vraiment si je sors dans la rue avec ? Est-ce que les gens vont s'arrêter pour me regarder, se retourner sur mon passage et rire de mes jambes ?

Le pourcentage de probabilité pour que le pire du pire se produise

Cette technique permet parfois de relativiser. Et même si le pourcentage de risque est élevé, cela vous autorise à regarder en face ce qui vous terrifie et de le démonter en conséquence.

- Il est probable à 80 % que je bafouille et que je rougisse.
- Il est probable à 6 % que les gens me montrent du doigt à cause de mon short.

Ce n'est pas aussi grave, dangereux et imminent que ça

- Je m'emmêle les pinceaux pendant ma présentation Powerpoint, je deviens rouge pivoine et les mots ne sortent plus : les gens rient. Ils trouvent ça drôle, attendrissant, et je me sens bête. Et après ? Eh bien rien, ça arrive de se sentir bête, dans une vie. À TOUT LE MONDE, oui madame. Et on continue à vivre avec cette petite gêne finalement pas si grave. C'est une peur énorme pour un très petit moment désagréable.
- Je décide finalement de sortir en short. Un enfant demande à sa mère en me montrant du doigt : « Pourquoi elle a pas mis de pantalon, la dame, maman ? » Vous pouvez tout à fait en rire.

Encore du tri !

Grâce à cette méthode, vous allez aussi pouvoir trier vos peurs : d'un côté celles qui sont totalement farfelues et improbables, de l'autre celles qui sont plus que probables et peuvent effectivement se produire, mais dont le résultat ne sera pas aussi dramatique que ce que vous imaginez.

Au pire du pire
Et quand bien même le pire arriverait, l'important est de garder en tête que faire des erreurs, se tromper, recommencer, est un processus normal au long d'une vie, et que sans les boulettes, bourdes ou gros foirages en beauté, on identifierait moins bien le chemin à suivre...

3. *Les peurs légitimes*
Il y a parfois d'excellentes raisons d'avoir peur, car la peur est notre système d'alerte interne qui nous dit que quelque chose ne va pas dans le bon sens ! Ne cherchez pas à ignorer des peurs totalement légitimes dont dépend votre survie. Rentrer à califourchon sur le scooter de Jean-René sans casque après un apéro mojito vous fait peur ? C'est très bien. Vous allez prendre un taxi et rester en vie, merci la peur !

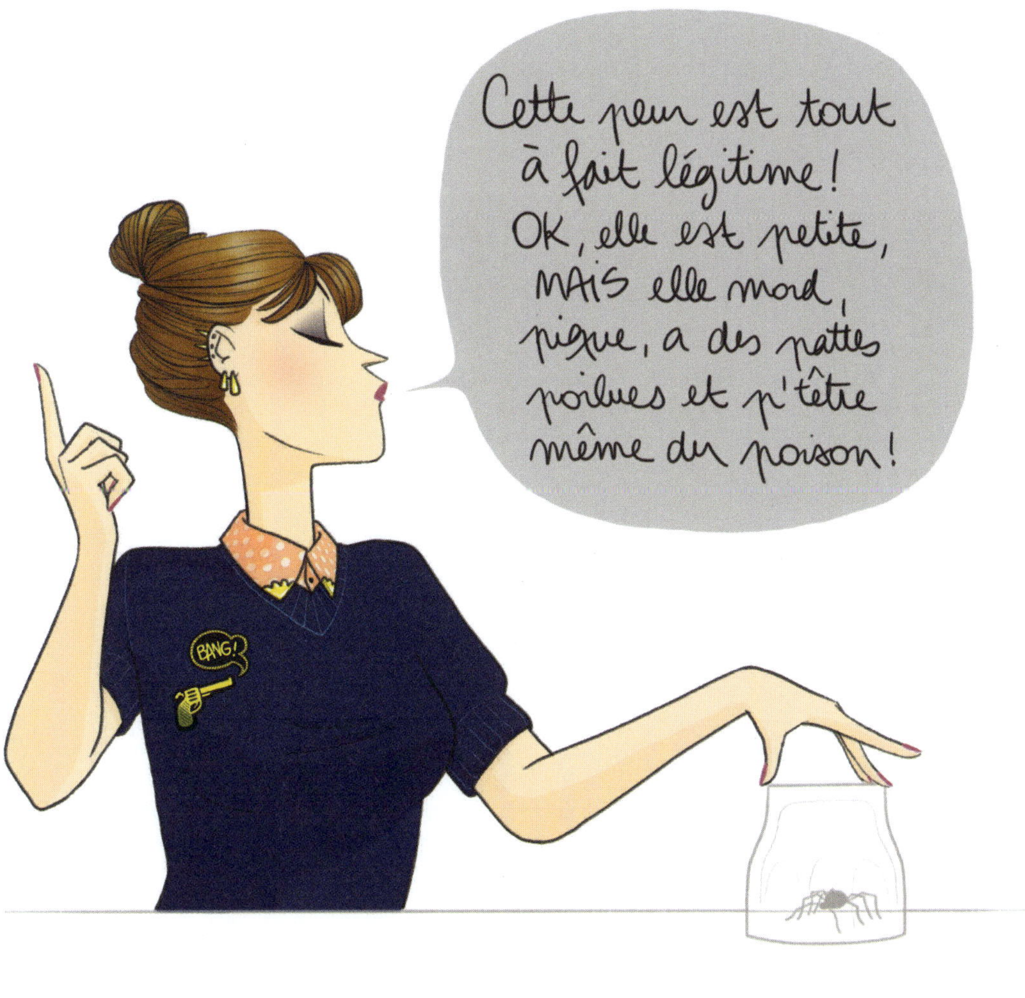
Cette peur est tout à fait légitime ! OK, elle est petite, MAIS elle mord, pique, a des pattes poilues et p'tête même du poison !
BANG!

Partie 4

La happy food

On ne va pas se mentir, manger est un pur bonheur… si on oublie toute la culpabilité qui peut accompagner ce besoin quotidien. Faites la paix avec votre brocoli vapeur, vous avez le droit d'avoir faim, de manger à votre faim, d'en tirer du plaisir et de continuer à vous sentir bien dans votre corps !

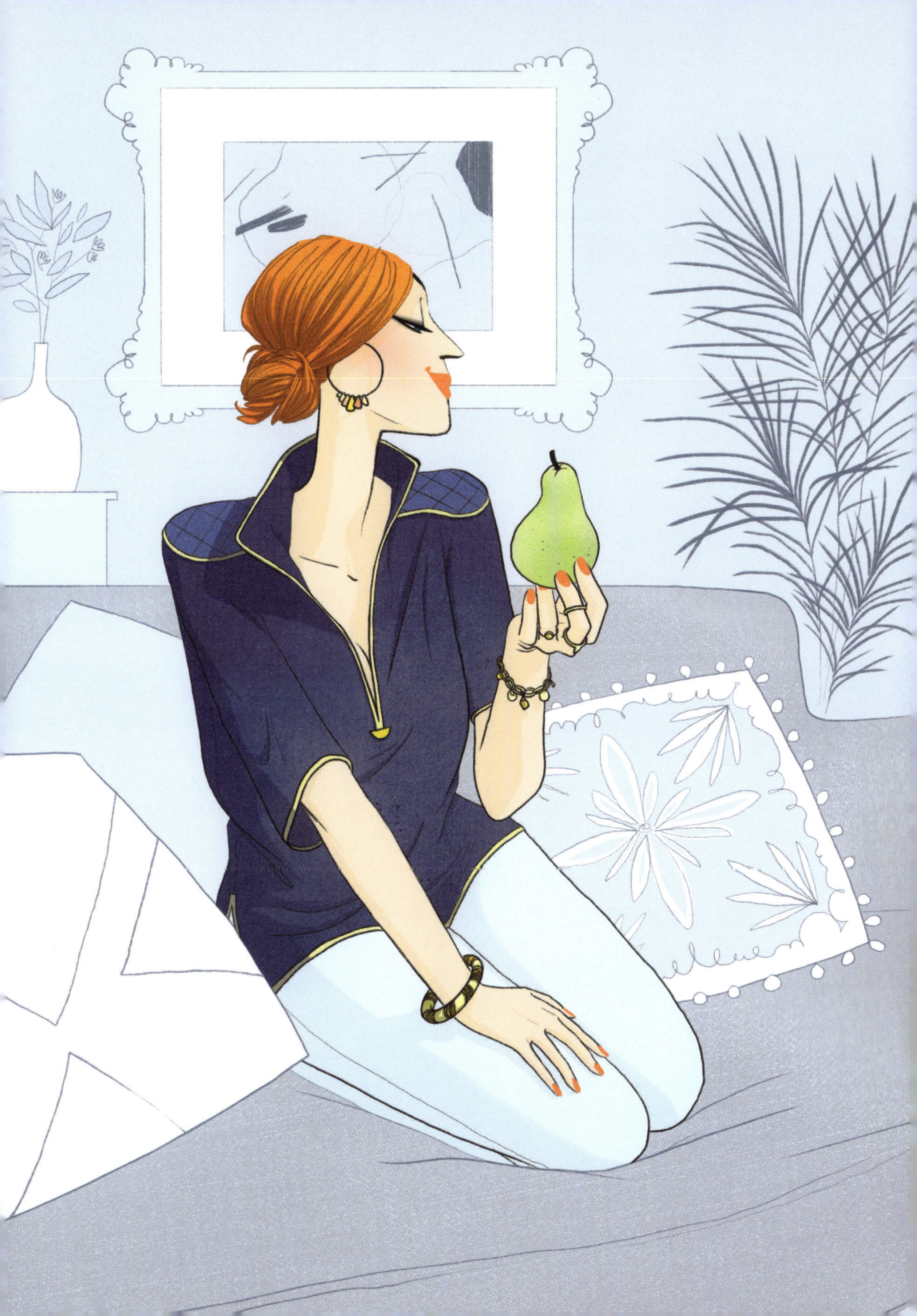

Vous, vos émotions, la nourriture

Manger équilibré, vaste programme !
Le plaisir de manger figure en tête de liste des rituels bien-être du happy body *: plaisir sensuel, moment de partage, souvenirs d'enfance et écoute de soi participent à rendre notre corps plein de vie et heureux !*

1. Pas besoin de vous faire un dessin

Manger, comme respirer, fait partie des choses que l'on sait faire sans les avoir vraiment apprises. Dès les premières minutes de votre vie, vous saviez déjà, à l'odeur, où trouver de quoi vous sustenter. Manger signifiait alors (et signifie toujours, cela va de soi) survivre et obtenir ce réconfort de vous sentir rassasiée. C'est pourquoi vos émotions les plus profondes sont liées à ce sentiment si fort et à la nourriture.
En grandissant, vous apprendrez la biologie, la digestion, vous saurez rationaliser et penser ce que vous ingérez.

2. Souvenirs, souvenirs

Vous savez que le cornet de frites n'est pas l'idéal pour votre tour de taille. Mais ce cornet de frites vous rappelle des vacances formidables, un repas agréable, bref, des souvenirs pleins d'émotions. Et ces émotions vous constituent tout autant que votre physique. On peut alors parler de « corps émotionnel ». Aussi, quand on souhaite changer durablement son alimentation, il ne faut pas négliger son corps émotionnel au profit de son corps physique.

Concrètement, je fais quoi ?

La meilleure solution pour votre équilibre est de trouver des arrangements pour satisfaire les deux : vous adorez les hamburgers depuis que votre marraine chérie vous a emmenée au *fast-food* ? Cuisinez-vous de délicieux hamburgers maison avec des ingrédients frais et de saison ; vous aurez ainsi la double satisfaction de manger un aliment qui enchante votre palais et qui est bon pour votre santé.

3. Ce que vous dit votre appétit

Les enfants n'ont pas faim lorsqu'ils sont malades ; cette forme de jeûne spontané permet à leur organisme de concentrer son énergie sur la lutte contre l'envahisseur plutôt que sur la digestion. Digérer accapare une énorme partie de votre énergie. Aussi, si vous perdez l'appétit, ne vous forcez pas à manger. Votre corps se régule naturellement et il se peut qu'il soit occupé à faire autre chose de plus important.
Et si vous avez faim tout le temps, deux possibilités s'offrent à vous : soit vous ne mangez pas assez de nutriments et votre corps vous rappelle à l'ordre en hurlant : « J'ai faim, donne-moi des vitamines ! », soit votre moral en berne réclame du sucre comme une dose de réconfortant (et dans ce cas, mieux vaut regarder directement du côté de ce qui vous chagrine).

Tenez-vous-le pour dit !

Perdre l'appétit sur une période prolongée doit vous mettre la puce à l'oreille : votre corps vous dit que quelque chose ne va pas, écoutez-le !

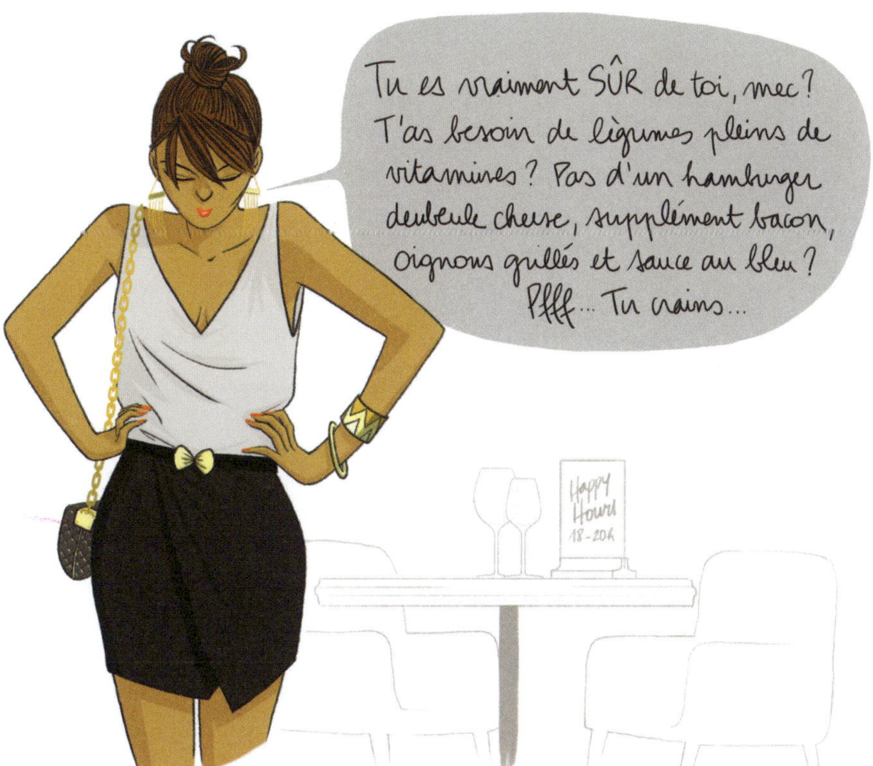
Tu es vraiment SÛR de toi, mec ? T'as besoin de lègumes pleins de vitamines ? Pas d'un hamburger deubeule cheese, supplément bacon, oignons grillés et sauce au bleu ? Pfff... Tu crains...
Happy Hour
18-20h

4. De la générosité

Cuisiner est souvent plus facile quand on sait que l'on va partager le plat qui mijote avec des gens d'agréable compagnie.
La convivialité et l'échange qui accompagnent un repas sont autant de facteurs « bien-être » ajoutés à votre compteur, la certitude que la nourriture n'est pas qu'une somme de calories et de vitamines, mais également une nourriture émotionnelle. Et c'est bien mieux qu'une boîte de raviolis-au-micro-ondes devant la télé !

Conversation entre un cerveau et un estomac

Préparer le repas, sentir le parfum qui se dégage de la marmite, dresser une jolie table..., sont autant de petits plaisirs qui ravissent la vue et l'odorat et préparent votre corps à digérer les aliments. Votre cerveau anticipe ce que vous allez ingérer et envoie les infos à votre estomac, qui travaille ses sucs digestifs en conséquence.
« Y'a du bœuf bourguignon, prépare tes enzymes à protéines, elle envoie du lourd ce soir ! » Quoi, vous n'avez jamais entendu votre cerveau parler à votre estomac ?

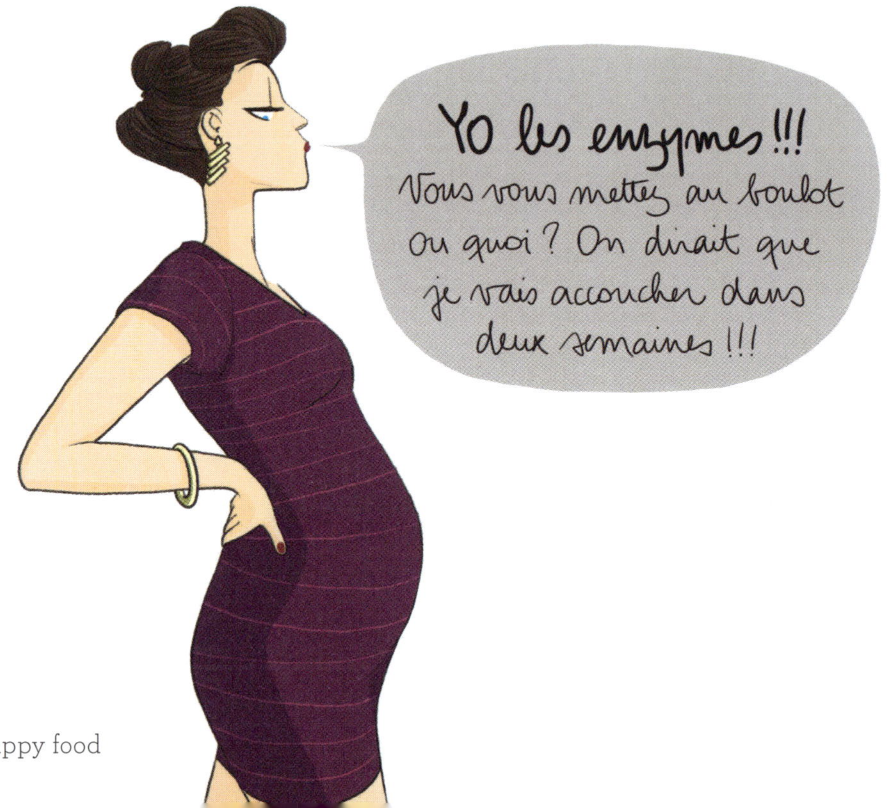
Yo les enzymes !!! Vous vous mettez au boulot ou quoi ? On dirait que je vais accoucher dans deux semaines !!!

Les bonnes nouvelles qui déculpabilisent

Halte à la spirale infernale de « J'le mange, mais j'devrais pas », « Cinq minutes dans la bouche, dix ans sur les hanches », grâce à ces quatre trucs infaillibles pour garder la ligne (ou la retrouver !) tout en ayant la pêche. Happy body, *j'arrive !*

1. Non, une soirée raclette ne fait pas grossir !

Eh oui ! Tout comme une salade et un yaourt nature à 0 % ne vont pas vous faire maigrir !
L'équilibre de votre alimentation se fait au bas mot sur une semaine. Ce qui veut dire que c'est absolument inutile et tout à fait stressant de culpabiliser en repensant à la soirée fondue chez Claudine et Jean-Marc, car il y a fort à parier qu'avec la salade de ce midi et le poulet grillé de ce soir, vous avez déjà équilibré vos apports nutritionnels.

2. Pas la peine de faire un régime ou de crever de faim

D'accord, c'est un peu gros pour être crédible, quand on sait que des générations entières de femmes, pour équilibrer leur poids, se sont affamées à base de pommes crues râpées et de soupes-salades pendant d'interminables guerres entre elles-mêmes et la frustration. Mais plus vous serez douce avec vos envies, mieux votre corps vous le rendra !

3. Le gras, c'est bon pour la santé

C'est même indispensable ! Les régimes sans matières grasses, censés vous faire maigrir, sont une hérésie. Ils vont accélérer le vieillissement de vos cellules et par la même occasion dessécher votre peau, qui va se rider car elle perdra en élasticité.

Concrètement, je fais quoi ?

Mangez des noix de cajou, de macadamia, des pistaches, des pignons de pin et des amandes (mais prenez-les crues et non salées, sinon elles perdent toutes leurs qualités nutritionnelles !). À raison d'une poignée par jour, vous vous faites du bien et c'est bon. Pareil pour les huiles : olive, colza, avocat, pépins de courge, noisette, les variétés sont infinies, les goûts formidables et le plaisir s'allie à votre santé en protégeant votre système cardio-vasculaire ! Choisissez toujours des huiles de première pression à froid, méthode d'extraction qui respecte les qualités gustatives et nutritives.

4. De l'importance de savoir mâcher

La mastication est votre meilleure alliée dans l'alimentation bien-être. N'avalez JAMAIS votre repas en dix minutes ! Vous n'assimilez pas les nutriments et vous créez des carences qui vous donneront des pulsions vers des aliments énergétiques (et pas folichons pour votre santé) sucrés et gras... Alors qu'en prenant le temps de mâcher, vous envoyez à votre cerveau des signaux qui lui permettent d'identifier ce que vous avalez et de préparer vos enzymes digestives à accueillir les nutriments et donc à bien les assimiler.

Bénéfice supplémentaire

En prenant votre temps (minimum 25 minutes), vous ressentirez plus facilement la satiété et donc éviterez de manger plus que vos besoins réels.

Je kiffe	Je ne kiffe pas du tout
Manger, c'est bien !	Manger, ça fait grossir.
Manger, c'est bon !	Tout ce que j'aime manger, c'est pas bon pour la santé.
Manger, c'est convivial !	Comment ça, le kebab-Nutella®-banane-glace vanille-supplément noisettes et chantilly n'est pas recevable dans la catégorie « Aliment minceur » ?
Manger, c'est un plaisir trois fois par jour !	

Règles d'or

- Quoi que je mange, je le mange QUAND J'AI FAIM !
- Quand je mange, je mastique comme si ma vie en dépendait (ce qui n'est pas loin d'être vrai !).
- Je ne culpabilise pas : je cherche plutôt un équilibre général dans ma semaine.
- Je mange des noix comme un petit écureuil.
- Je ne cherche pas à m'affamer, je respecte mes besoins et j'écoute mon corps quand il me dit de ne pas reprendre une troisième fois du gigot-patates-mousse au chocolat de Mémé.
- Je ne boycotte pas les sources de sucres : céréales complètes, légumineuses et fruits.

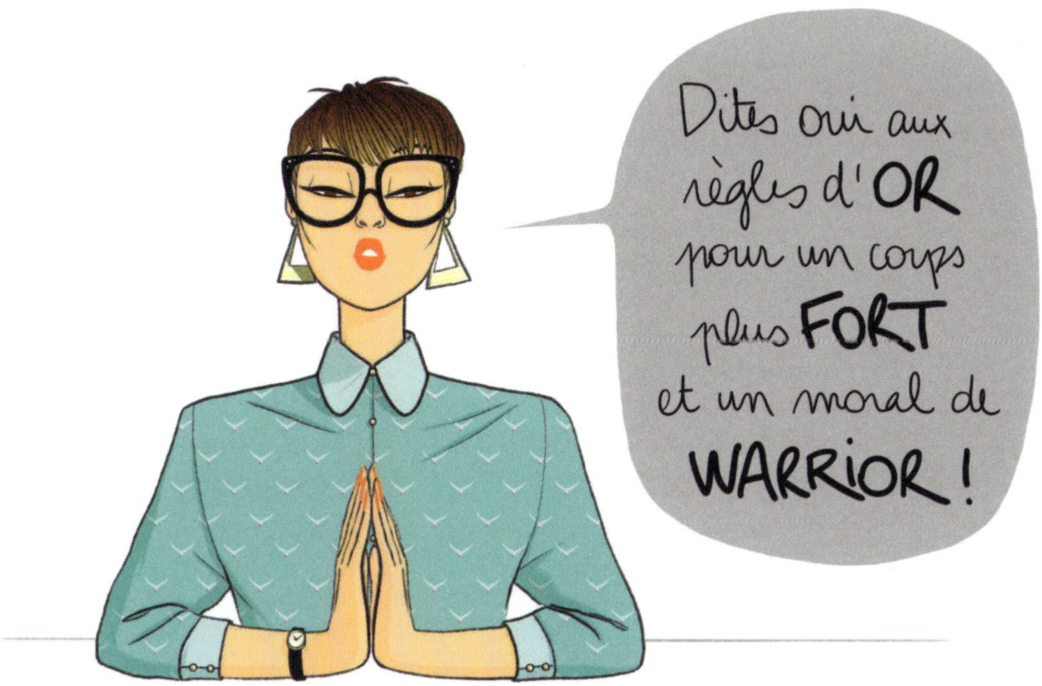
Dites oui aux règles d'OR pour un corps plus FORT et un moral de WARRIOR !

L'alimentation positive

Pour être la plus happy du body, *pratiquez l'alimentation positive. Le frisson de la nouveauté titillera vos papilles et éveillera vos neurones à des jouissances jusque-là inconnues ! Votre corps sera heureux si vous le nourrissez bien, c'est-à-dire en prenant d'excellentes habitudes quotidiennes… sans pour autant bannir les plaisirs.*

1. Kézaco ?

Le principe de l'alimentation positive est très simple : vous ajoutez des aliments nutritifs et sains à votre alimentation habituelle, sans pour autant vous priver des aliments qui vous font plaisir.
Il n'y a donc pas d'aliments interdits. On le répète pour que ça rentre bien : il n'y a pas d'aliments interdits !
Vous les avez bannis, haïs, vous les mangez en douce avec un vieux sentiment de culpabilité qui sent les canalisations bouchées. Certes, ils n'apportent pas de vitamine C, que des calories sans magnésium ni calcium, mais le plaisir qu'ils procurent ne vaut-il pas le coup ? Si, bien sûr que si !

Que du bon !

- Votre routine alimentaire sera parsemée de nouveautés, votre palais encore vierge s'aventurera vers les grands frissons de la découverte culinaire.
- Vous mangerez équilibré au quotidien, soit 3 repas par jour, et pas moins de 21 repas par semaine. Donc s'il y a, dans le lot, un ou deux repas pas du tout équilibrés, vous ne mettez pas votre santé en danger.
- Plus vous vous tournerez vers des aliments naturels, frais, plus votre estomac vous en réclamera, et la côte de bœuf ou la fondue vous plairont moins.

Tenez-vous-le pour dit !

Ne vous gâchez pas les plaisirs de la vie en vous disant que vous le regretterez le lendemain. Vous ne le regretterez pas !

2. La semaine végétarienne

Vous n'êtes pas prête à abandonner votre bavette sur le bord de la route, mais bien tentée par la possibilité de faire une pause dans vos repas « tout viande ». Commencez donc par une semaine végétarienne (voir les idées au chapitre « Changez sans vous brusquer ») : vous allégerez votre bilan carbone, votre digestion sera bien meilleure et votre peau, de nouveau resplendissante, vous dira merci !

Concrètement, je fais quoi ?

Une semaine végétarienne ne comprend pas de viande ni de poisson, mais des œufs, du fromage, des céréales, du soja et plein plein plein de fruits, de légumes et de graines (sésame, amandes, noix...).

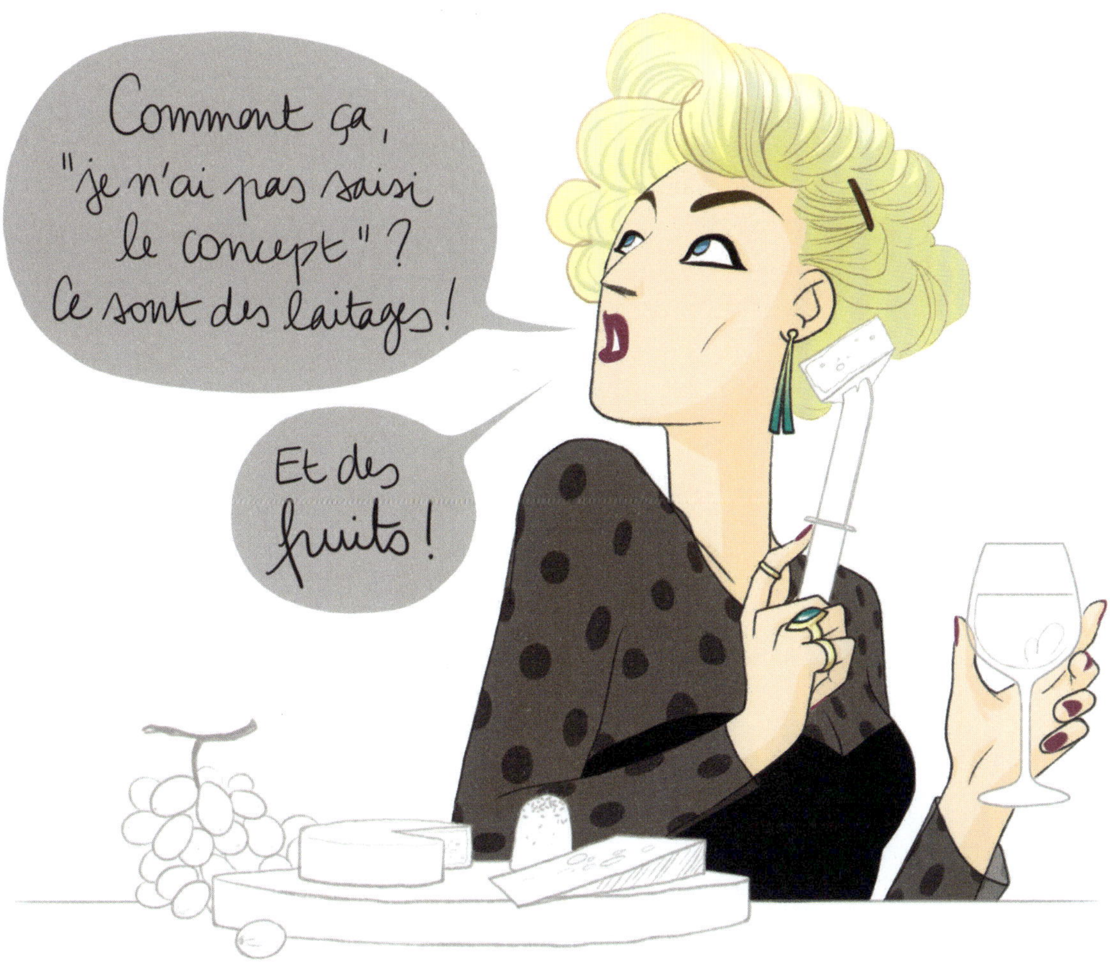
Comment ça, "je n'ai pas saisi le concept" ? Ce sont des laitages !
Et des fruits !

3. L'alimentation crue

C'est super-sain, super-simple, et c'est à tenter d'urgence dès que le soleil pointe le bout de son nez et à prolonger en hiver pour purifier son corps et passer au travers des rhumes !

Pour vous lancer dans cette nouvelle aventure culinaire, il n'est pas nécessaire de vous suréquiper en centrifugeuses et autres déshydrateurs – du moins tant que vous en êtes au stade de l'expérimentation. Commencez par un repas cru un soir, puis une journée par semaine, et habituez votre organisme petit à petit. Vous ressentirez un regain d'énergie dû à la quantité phénoménale de nutriments ingérés.

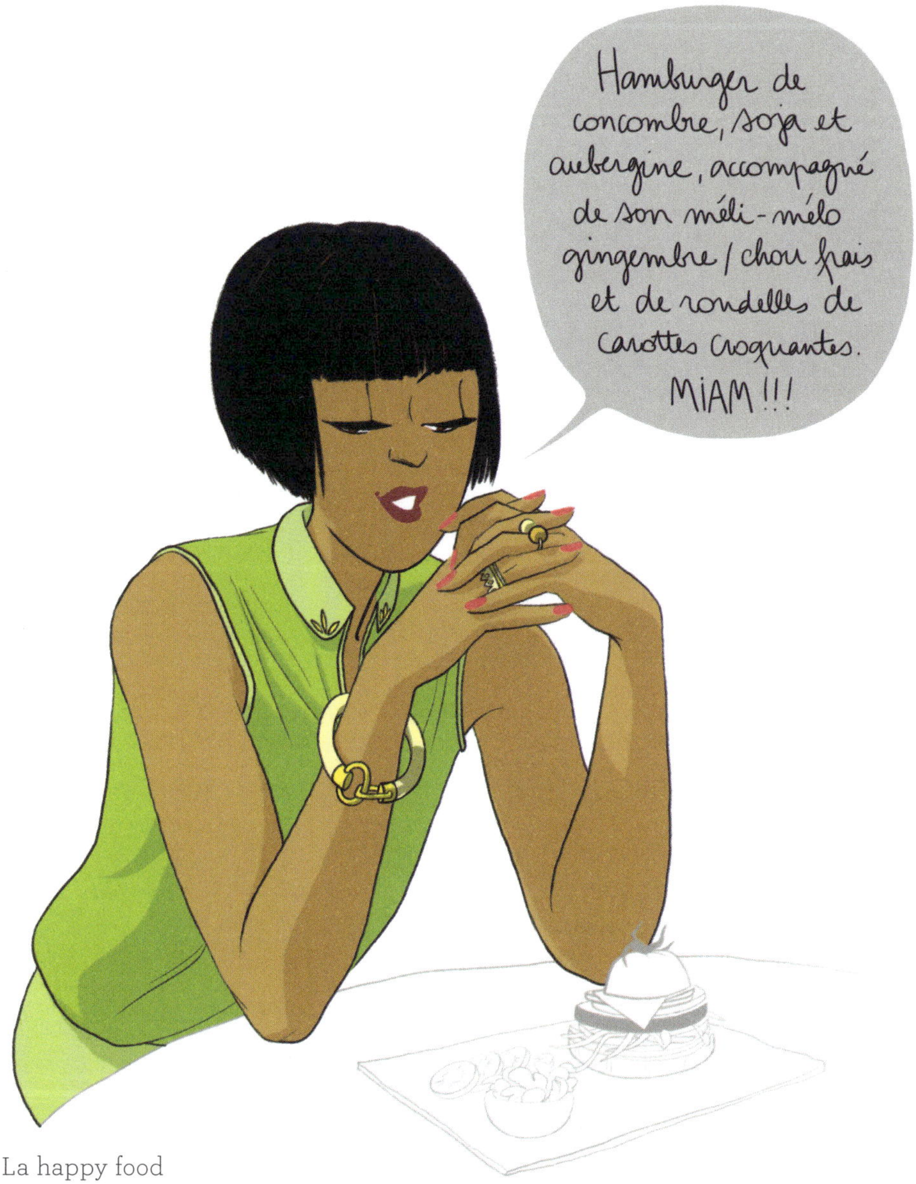
Hamburger de concombre, soja et aubergine, accompagné de son méli-mélo gingembre / chou frais et de rondelles de carottes croquantes. MIAM !!!

La « crusine » (cuisine crue)

Le principe : on ne cuit rien à plus de 48 °C, ce qui permet aux aliments de conserver toutes leurs vitamines et enzymes. Contrairement à ce que l'on pourrait penser, la « crusine » est très rassasiante, et les recettes vont bien au-delà de la simple salade de crudités !

4. La monodiète

C'est une forme d'alimentation qui permet de ne pas épuiser son corps en lui demandant une énergie considérable pour digérer trop d'aliments différents.
Le principe est enfantin et il marche très bien en cas de flemme gigantesque : on ne mange qu'un seul aliment par repas, de préférence le soir pour laisser au corps le bénéfice supplémentaire d'une nuit de détox. Bien entendu, vous aurez du mal à en ressentir les bénéfices si l'ingrédient de votre monodiète est le fromage fondu ou les frites ! En revanche, les légumes crus ou sous forme de soupe, ainsi que les fruits, en compote, râpés, en jus, seront vos nouveaux meilleurs potes pour la soirée.

Mes nouveaux meilleurs potes

....

....

....

....

....

....

....

5. De l'air !

... crie votre foie.
Combien de fois cette année avez-vous délibérément accordé des vacances à votre foie ?
Cet organe est essentiel à de nombreuses fonctions physiologiques, il se régénère très vite, mais il morfle aussi énormément : apéros, viandes aux hormones, sucres, graisses... Ranger, trier, nettoyer, le sale boulot, c'est toujours pour lui. Aussi, faites régulièrement (minimum deux fois par an !) une pause de 21 jours minimum (le temps d'un cycle cellulaire) pour lui permettre de souffler un peu.

Concrètement, je fais quoi ?

- À l'automne et au printemps, décidez que vos apéritifs seront constitués uniquement de jus de carotte (pour ses substances hépato-protectrices).
- Buvez de l'eau de source avec peu de minéraux, et ajoutez dans la bouteille 60 gouttes d'extrait de plante fraîche de chardon-marie ou de *chrysantellum americanum* pour aider votre foie à se nettoyer en douceur.
- Ponctuez votre journée de tisanes de romarin, qui régénère les cellules hépatiques.
- Évitez les frites et autres graisses saturées ou cachées comme les laitages (y compris le fromage) pendant ces 21 jours.
- Endormez-vous avec une bouillotte chaude sur le foie ; c'est un petit loir, il aime la chaleur, qui l'aide à se reconstruire !
- Respirez avec le ventre au moins trois fois par jour ; l'abdomen effectue un massage bénéfique sur le foie lors de l'expiration.

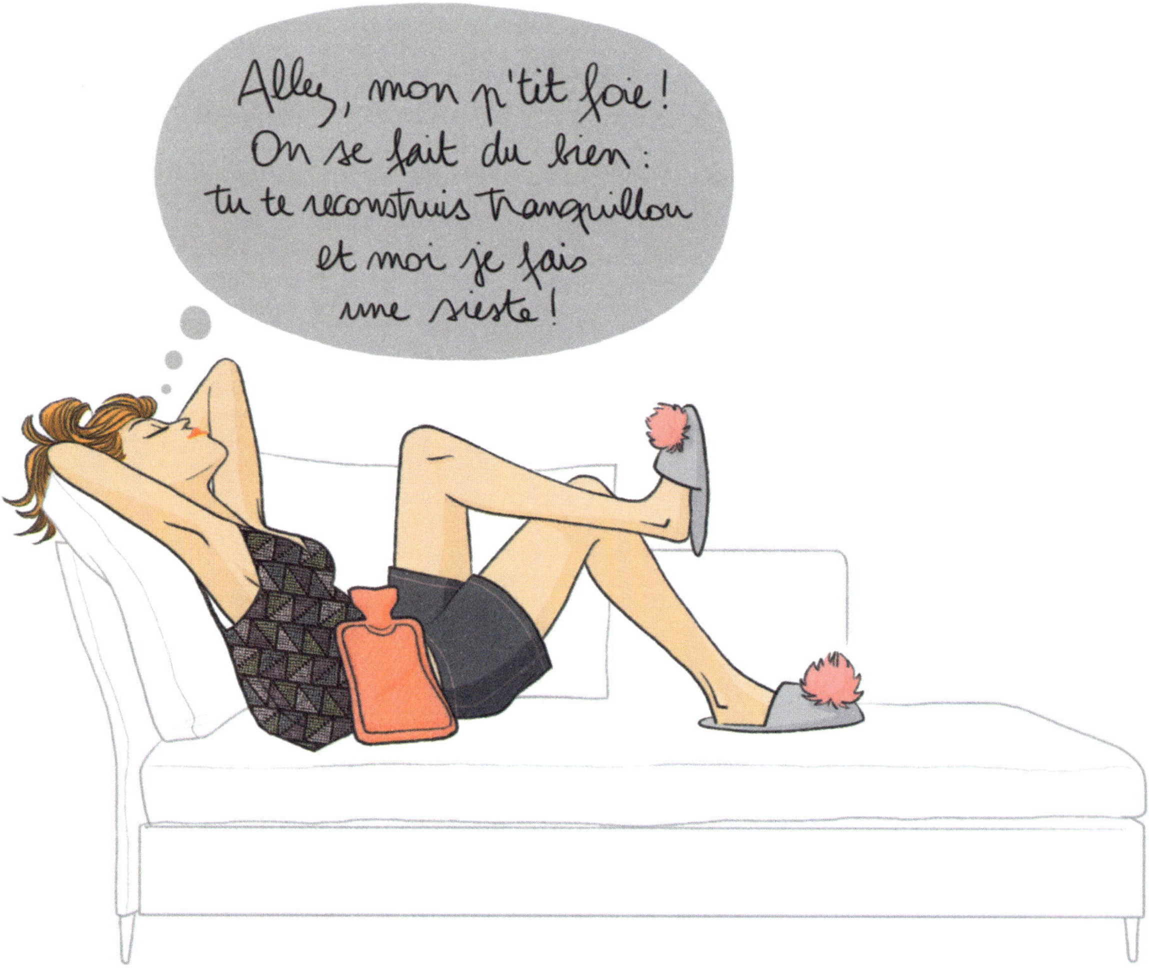
Allez, mon p'tit foie !
On se fait du bien :
tu te reconstruis tranquillou
et moi je fais
une sieste !

Garçon, un cocktail !

Quoi de plus glamour que de déguster un cocktail coloré dans un joli verre décoré d'un petit parasol ? Ça sent l'été, le sable chaud et l'orteil au max de sa détente... Pour une fois, les cocktails seront détox et ne généreront pas de méchante gueule de bois. Et croyez-moi, ça sera aussi super-glamour de voir votre ventre devenir un peu plus plat chaque jour, vos joues rosir et votre tonus revenir !

1. Pourquoi devenir une maniaque des jus ?

Les jus, ce sont des tonnes de nutriments bienveillants prêts à vous fortifier, détoxiquer, revitaliser depuis l'intérieur.
Boire des jus tous les jours :

- c'est la certitude de garder le moral et les cuisses roses, car les fruits et les légumes crus sont riches en vitamines, enzymes et phytonutriments ;
- régule l'équilibre acide-base de notre organisme en apportant les nutriments qui peuvent manquer en quantité ; ça permet de s'alcaliniser ;
- c'est un vrai bon truc, car on n'épuise pas son système digestif ! Il y a très peu de fibres dans les jus, ce qui permet aux intestins sensibles ou un peu fatigués de bénéficier des vitamines sans faire trop d'efforts ;
- contre les effets néfastes du stress (et d'une alimentation pas toujours équilibrée), car ils sont pleins d'antioxydants protecteurs de vos cellules chéries.

Un quotidien trop acide

Beaucoup d'aliments du quotidien sont acidifiants : céréales et farines blanches, sucres raffinés, laitages, café, alcool, thé noir. Sur le long terme, l'acidité entraîne une perte de nos minéraux indispensables (calcium, magnésium...) et peut nuire à notre santé (problèmes de dents, perte de cheveux, maladies auto-immunes...), ce que peuvent contrer les jus.

5 fruits et légumes par jour !

Que celle qui n'a jamais eu de mal à se farcir péniblement ses cinq fruits et légumes par jour me jette le premier chou-fleur ! Pour un verre de jus de carotte, on utilise environ trois grosses carottes, quantité délicate à ingérer lorsqu'elles sont râpées. Donc les jus, c'est tout bénèf' !

2. Comment s'y mettre

- On choisit des légumes de saison, bio, et on préfère toujours une carotte locale à un concombre qui a fait 75 heures de vol depuis le Mexique !
- On centrifuge le tout, cru et pas épluché, juste lavé. Pas la peine de perdre du temps de sommeil le matin (bonne nouvelle, non ?) : quand

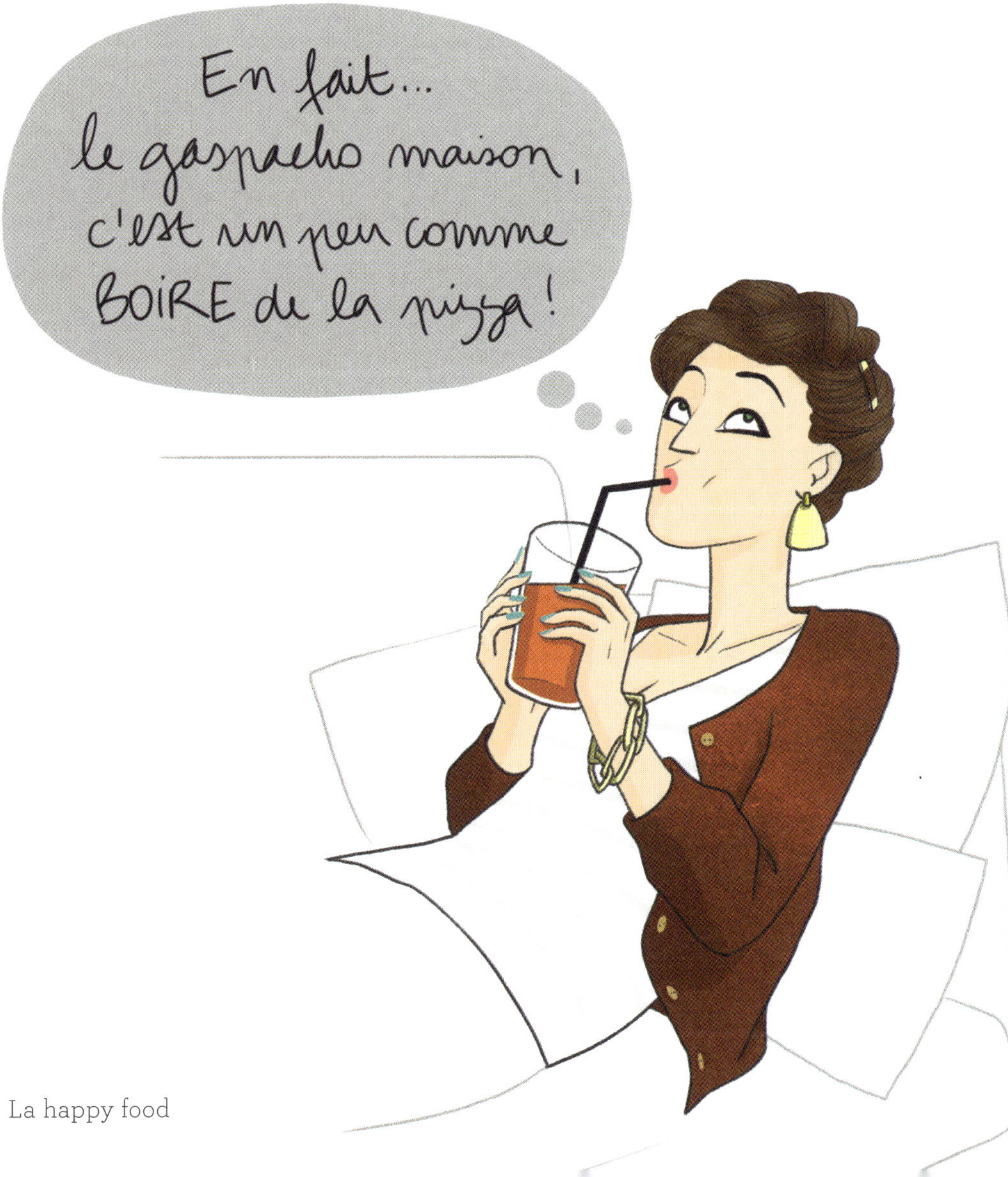
En fait... le gaspacho maison, c'est un peu comme BOIRE de la pizza !

elle est bio, la peau des légumes est saine ! C'est plus une histoire de goût ; le concombre pas épluché peut parfois être un peu amer, à vous de voir...
• On fait toujours ses jus juste avant de les boire, ça se conserve très mal et après une demi-heure, les précieux antioxydants se sont fait la malle avec leurs copines les vitamines !

Conseil

Boire son jus le ventre vide favorise son assimilation. Ça sera donc votre nouvel apéro, et ce, dès le matin !

On n'abandonne pas !

Pour que l'efficacité commence à se faire sentir, persévérez au minimum un mois. Si ça vous botte, rien ne vous empêche de continuer tous les jours, toute l'année, c'est sans contre-indications !

3. Quels ingrédients pour quels effets ?

La carotte

Très douce et sucrée, elle peut vous servir de base et atténuer l'amertume des autres ingrédients du cocktail, comme le radis. Son effet anticancéreux est reconnu scientifiquement et, bien sûr, elle donne bonne mine, tout ça grâce aux bêta-carotènes qu'elle renferme.

Le concombre

Il est plein plein plein d'oligo-éléments et d'eau, il est donc diurétique. Il rafraîchit et lutte contre la rétention d'eau, donc la cellulite !

Le céleri-branche

Il est super-détoxifiant et tonifiant, et diurétique comme son pote le concombre. Il aide à lutter contre l'arthrite et les rhumatismes, mais comme ça, c'est pas pour tout de suite, on en boira surtout pour ses effets régulateur de l'humeur, nettoyant du foie et apaisant des problèmes menstruels. Dans ce dernier cas, il faut commencer la cure de jus bien avant les premiers symptômes, soit environ une semaine après les dernières règles.

La betterave rouge
Elle est vraiment indispensable à ces cocktails-santé ! Championne des antioxydants protecteurs (avec des effets protecteurs contre les cancers de la peau, du foie, des poumons et des seins, rien que ça !), son goût sucré et un peu terreux est réellement enivrant. N'hésitez pas à mettre également les feuilles : elles contiennent de la lutéine et de la zéaxanthine, qui protègent votre joli regard des altérations du temps.

Le radis noir
C'est le copain du foie ! Un copain musclé, qui va faire le ménage dans votre foie surchargé et votre petit corps noyé sous les toxines. On l'utilise de préférence au printemps, au moment où le corps se réveille plein d'énergie pour un grand ménage purifiant !

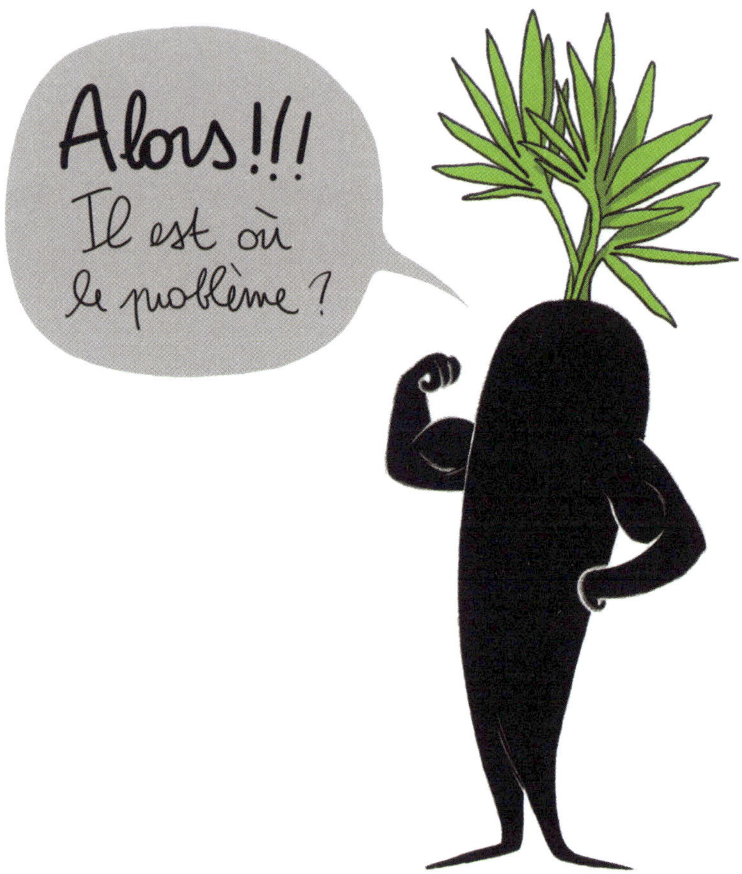

4. Les cocktails

Cocktail de la fille qui a bien profité (abusé ?) de sa soirée open-bar

- 1 morceau de radis noir d'environ 6 cm
- 1 branche de céleri
- 3 carottes

Mixez le tout et dégustez. Fastoche !

L'ingrédient subsidiaire pour booster la détox
Une dizaine de gouttes d'extrait de plante fraîche de pissenlit ou d'artichaut pour nettoyer le foie.
Attention, c'est amer, mais super-efficace ! Lancez-vous dans une cure de 3 semaines pour que les effets se fassent sentir.

Cocktail de la fille qui clope, mais qui flippe pour sa santé, mais qui n'est pas sûre d'arriver à décrocher tout de suite, mais qui flippe quand même

- 3 carottes
- ½ betterave rouge crue

Mixez le tout et dégustez. Fastoche !

Le plein de vitamine C
La carotte est connue pour avoir un effet protecteur contre le cancer du poumon, donc vous pouvez en abuser et compléter la cure par des comprimés de vitamine C (le tabac ruine toute la vitamine C que vous pourriez engranger avec des fruits et des légumes, car le corps se sert des antioxydants pour combattre les effets néfastes du tabac). Préférez des comprimés de vitamine C naturelle à diffusion prolongée, cela permettra à votre corps de puiser à sa guise et au fur à mesure des besoins dans cette réserve.

Cocktail de la fille qui voudrait que tout s'arrête pour passer des vacances en Crête sur un transat et prendre des Instagram® de ses pieds en tongs (la fille au bout du bout du rouleau quoi !)

- 2 branches de céleri
- 1 pomme Golden
- 1 poignée de myrtilles

Mixez le tout et dégustez. Fastoche !

Antistress garanti !
Le magnésium sous forme de paillettes, et que l'on nomme « chlorure de magnésium » (c'est très facile à trouver en pharmacie ou boutique bio), se dilue dans un peu d'eau et permet de prendre une bonne dose d'antistress tous les matins.
Si vous supportez son goût un peu spécial, vous pouvez en diluer une cuillerée à café dans ce cocktail pour un résultat garanti.

Le grand classique du naturopathe : le jus de Breüss

Ce cocktail, c'est un peu le must-have de la *green food*, la petite robe noire de la bonne santé : à la fois reminéralisant et détoxifiant, il vous apporte plein de bonnes choses. À essayer absolument !

- 300 g de betterave rouge crue
- 100 g de carotte
- 100 g de céleri
- 30 g de radis noir
- un petit bout de pomme de terre (taille d'un petit œuf)

Mixez le tout et dégustez. Fastoche !

Simplifiez-vous la vie et faites des économies

Comment avoir un corps en pleine santé sans se fâcher avec sa banque ? Il suffit de savoir quels produits acheter et comment les cuisiner. Comme ça, on fait des économies sans exploser les autres budgets, et on se simplifie la vie !

1. La bonne nouvelle

Manger sainement est économique !
Décider de passer au bio, c'est bien. Personne n'a envie de se farcir des dizaines de pesticides aux noms imprononçables à chaque bouchée de tomate, n'est-ce pas ?

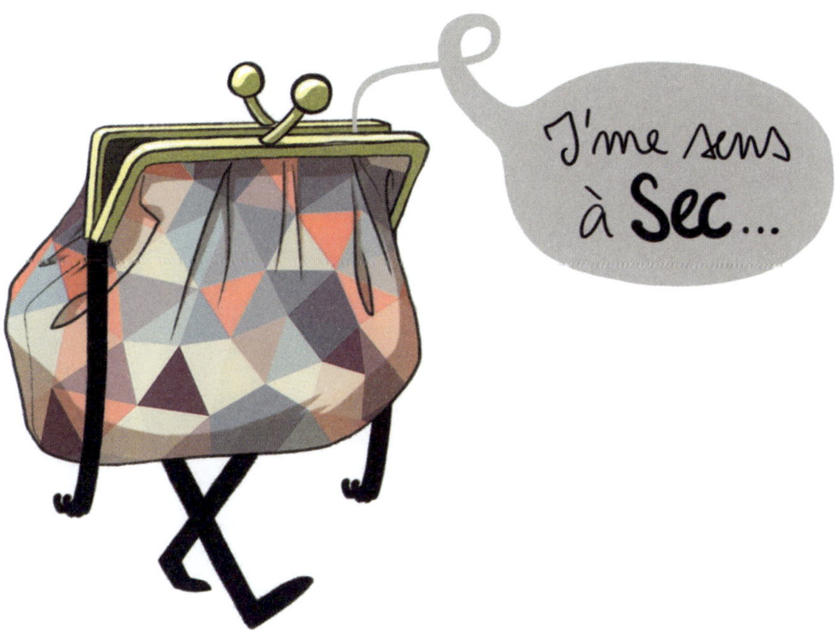

Le contre-argument fréquent à ce mode de consommation est le prix. Certes, la viande bio est souvent plus chère que la viande « conventionnelle ». Mais à y regarder de plus près, il est finalement assez facile d'équilibrer son budget. Par exemple, vous avez l'habitude d'acheter des œufs d'une grande marque ? Le prix sera identique si vous choisissez du bio d'une marque distributeur.
Ensuite, certaines habitudes doivent petit à petit évoluer pour faire du bien en simultané à votre corps et à votre porte-monnaie.

Les trois règles du bio

Grâce à elles, vous pourrez vous offrir des paniers de fruits et légumes bio facilement !

- Moins de viande rouge > plus de protéines végétales.
- Moins de gâteaux industriels > plus de fruits frais et séchés.
- Moins de plats préparés > plus de légumes du marché.

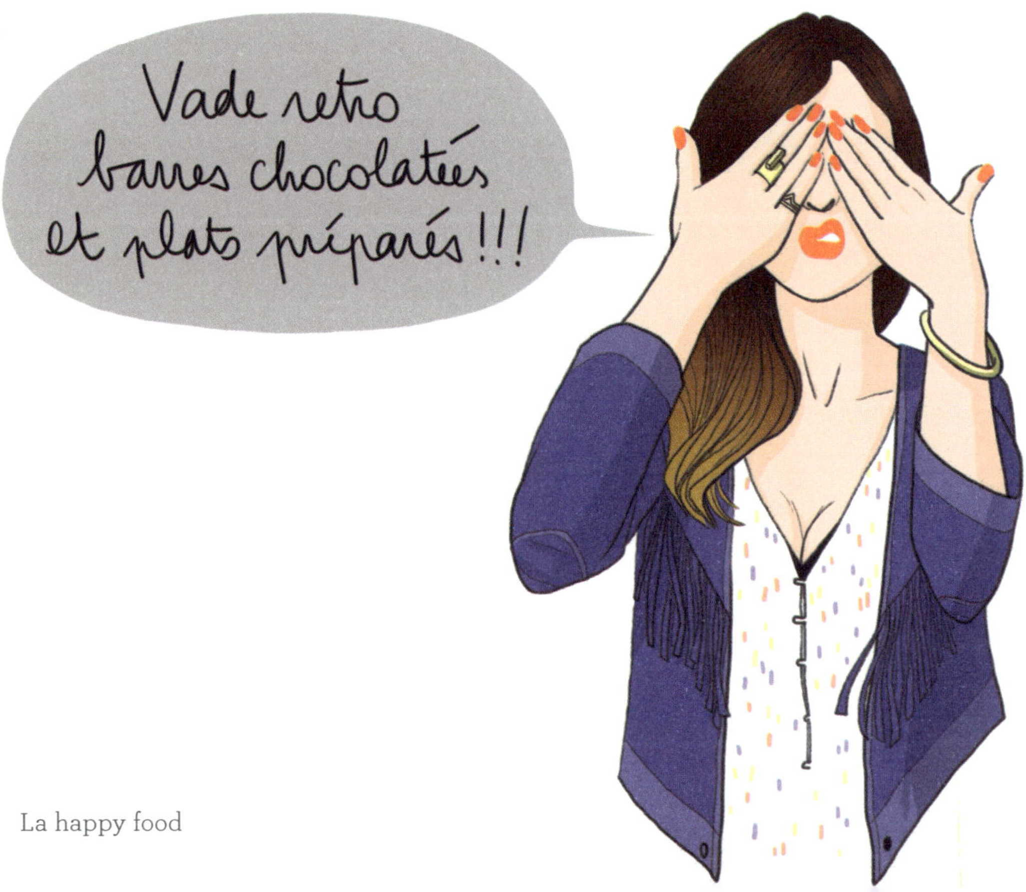

2. Y'a pas que le steak dans la vie

Comment garder une dose conséquente de protéines dans ses repas sans pour autant y laisser un bras ?
Le plus simple, mais le plus décrié (par celles qui ne savent pas le cuisiner !) : le tofu.
Ne hurlez pas en vous frappant la poitrine que « ça a le goût de plastique, c'est pas bon, beurk, jamais j'en mangerai de ce truc, c'est pas du steak ». Non, ce n'est pas du steak, ça n'aura jamais le goût du steak et c'est très bien comme ça. Après, si vous le cuisinez d'un simple aller-retour dans la poêle comme n'importe quelle viande, c'est sûr que vous allez vite vous décourager... Alors essayez plutôt les recettes proposées dans les pages suivantes, qui sont un excellent point de départ pour votre premier repas végétarien !

3. Passez aux céréales

Les protéines, ce sont aussi les associations céréales + légumineuses (haricots rouges ou blancs, lentilles vertes ou corail, pois chiches...).
Tentez le couscous végétarien : la semoule blanche est remplacée par de la semoule de blé complet ou semi-complet (ou de la semoule de riz ou de maïs pour une version sans blé), les légumes (de saison, bien sûr !) cuisent lentement pour bien s'imprégner des saveurs du cinq-épices et les pois chiches viennent compléter le plat pour un apport en protéines aussi efficace qu'un morceau de saumon.
Ça marche aussi avec le chili : riz semi-complet + haricots rouges = protéines, et avec le plat favori des Indiens, le dhal : des lentilles corail servies avec du riz.

C'est tout bénèf' !

En plus d'être vraiment économique, même quand les céréales sont achetées en top qualité bio, ce mode d'alimentation très riche en fibres et pauvre en graisses saturées protège votre système cardio-vasculaire et votre ventre de bien des maladies à long terme.
À tenter donc, et de toute urgence pour varier les plaisirs !

4. Le brut, le bon et le pas cher

Eh oui, le corps reconnaît mieux (et assimile mieux) les aliments lorsqu'ils sont au plus près de leur état naturel. N'essayez pas de manger une banane avec la peau pour me prouver que j'ai tort, je sais que ça ne marche pas, j'ai déjà fait l'expérience. Pareil pour les bulots, c'est quand même mieux sans la coquille.

En revanche, un régime proche de celui de nos ancêtres (alimentation dite « paléolithique ») serait extrêmement bénéfique à votre santé. Ne vous embêtez donc plus à rôtir des plats en sauce pendant huit heures, passez au cru ! Vous ferez des économies d'énergie, et comme les plats sont plus rassasiants, vous en mangerez moins !

5. Les recettes

Nuggets de soja

Pour 2 personnes
Temps de préparation : 10 minutes

- 7 cuillerées à soupe d'amandes ou de noisettes ou de pignons de pin, ou un mélange des trois selon vos envies
- 1 morceau de tofu d'environ 120 g
- 1 œuf
- 5 cuillerées à soupe de sauce soja (oui, oui, celle des nems !)
- 1 cuillerée à soupe environ de farine (et pour celles qui ne supportent pas le blé, ça marche parfaitement avec de la farine de riz)
- 1 gousse d'ail

Mixez les amandes juste assez pour les réduire en poudre.
Coupez le tofu en morceaux grossiers et mettez-les dans un mixeur avec l'œuf, le tofu (coupé en petits morceaux), la poudre d'amandes et la sauce soja.
Une fois le mélange homogène, versez-le dans un bol et travaillez la pâte avec de la farine jusqu'à obtenir une consistance de pâte à modeler. Il est possible qu'à ce moment-là, en fonction de la taille de votre œuf, vous deviez rajouter un peu de farine pour que la pâte ne colle pas.
Divisez la pâte en plusieurs morceaux, donnez-leur la forme que vous souhaitez (nuggets, steak, tête de dinosaure, boulettes…) et faites-les revenir dans une poêle jusqu'à ce qu'ils soient bien dorés.
Tout simple et très bon, quelques légumes suffiront pour accompagner ce pavé végétal riche en protéines et franchement économique !

Facultatif

Si vous aimez les épices, votre pavé peut devenir indien avec un mélange pour curry, méditerranéen avec un peu de thym et de romarin… Toutes les créations et variations sont possibles.

Rouleaux de printemps crus (végétariens et sans gluten)

Recette très fraîche, très digeste, et surtout très rapide à faire.

Pour environ 8 rouleaux de printemps

- 1 bloc de tofu de 200 g
- 1 avocat
- 8 feuilles de riz rondes (celles que l'on trouve dans les rayons de cuisine exotique ou dans les supermarchés asiatiques font très bien l'affaire)
- 1 barquette de graines germées d'alfalfa (très faciles à trouver toutes prêtes au rayon frais de n'importe quel magasin bio)

Coupez le bloc de tofu ainsi que l'avocat en 8 tranches.
Mettez un peu d'eau dans une assiette légèrement creuse et trempez brièvement une feuille de riz dedans pour la réhydrater.
Posez une feuille de riz sur un plat de travail et disposez au centre un morceau de tofu, un morceau d'avocat et une généreuse pincée de graines germées. Repliez les deux bords opposés de la feuille de riz (comme c'est souvent indiqué sur le paquet), puis les deux bords restants pour former un joli rouleau de printemps, et recommencez l'opération avec les 7 autres feuilles de riz et le reste des ingrédients.

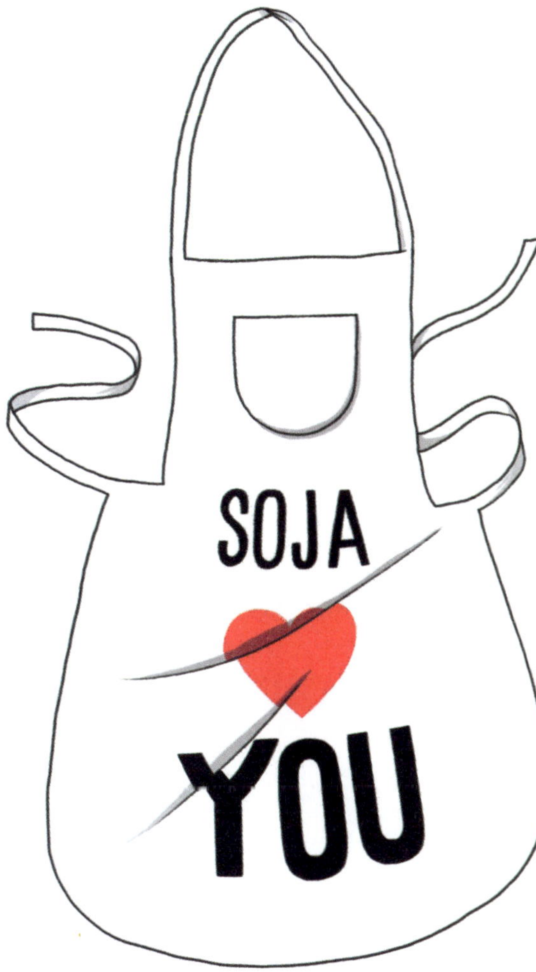

Partie 5

Chouchoutez votre body *!*

Vous vous sentez fatiguée, gonflée, tendue ?
Ouvrez la boîte à outils du *happy body* !
Plongez-vous avec délice dans la lecture de ce qui suit et appliquez les astuces qui vous sont offertes.
Vous verrez, les papouilles, bonnes odeurs et soins bien-être et beauté faits maison n'auront plus le moindre secret pour vous !

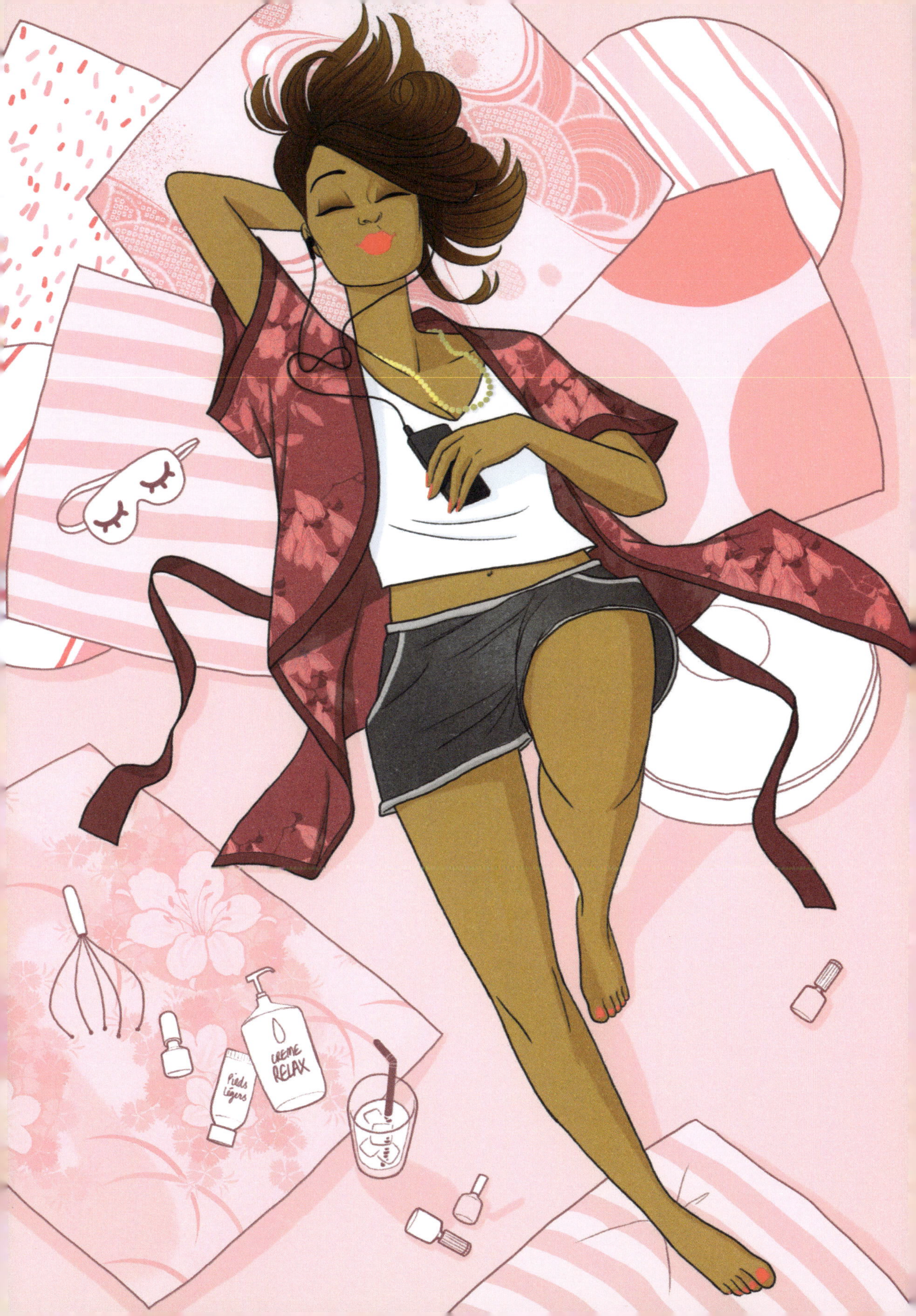
CRÈME RELAX
Pieds Légers

La reine de la papouille

Pour une détente maximale, déesse incontestée du bonheur de nos corps fatigués, apprenez tout, tout, tout sur la papouille, le massage, la grattouille. Vous saurez où, comment et parfois même avec quoi vous faire de délicieuses patouilles afin que votre quotidien soit parsemé de rendez-vous délicieux avec votre body !

1. Sous la douche : les fesses et les cuisses

Eh oui, il n'y a rien de plus efficace que le gant de crin de nos mémés, arme ultime du massage tonifiant, pour donner un sacré coup de fouet à votre circulation sanguine et vous réchauffer de partout ! Il fait la peau douce et met en forme dès le matin.

Concrètement, je fais comment ?

Partez toujours des extrémités pour aller vers le centre – des chevilles vers les fesses, des mains vers les épaules –, avec des mouvements circulaires et toniques. La peau rougit : pas de panique, c'est que ça marche !

Double effet Kiss Cool

Doublez les bénéfices du gant en alternant eau chaude puis eau froide.

2. Dans le métro : les mains

Les mains, comme les pieds, sont pleines de terminaisons nerveuses. Donc se masser les mimines, même pas longtemps, ça détend !

Concrètement, je fais comment ?

Baladez-vous avec un petit tube de crème pour les mains dans votre sac pour une détente et une hydratation assurées. Il suffit de masser avec des gestes circulaires la paume de la main et la base du poignet et du pouce, et d'envelopper chaque doigt depuis la base pour remonter vers l'extrémité.

Bonus essentiel

Ajoutez 6 gouttes d'huile essentielle de lavande ou d'orange douce dans le tube pour optimiser l'effet bien-être de cette miniséance de massage quotidienne.

3. Au bureau : les yeux

Se détendre au bureau sans s'endormir directement sur le clavier de son ordi, c'est possible. La partie du corps qui peut créer le plus de tensions à l'origine de maux de tête ou de dos, ce sont les yeux. Extrêmement sollicités par le travail sur écran, ils réclament des pauses régulières !

Concrètement, je fais comment ?

Frottez la paume de vos mains l'une contre l'autre pour créer de la chaleur, puis appliquez-les sur vos yeux. Gardez les yeux ouverts dans le noir complet créé par vos mains et respirez profondément ; le bâillement ne devrait pas tarder à arriver !

Top chrono !

Ce petit exercice vous prendra 30 secondes max et, pratiqué toutes les heures, il vous épargnera beaucoup de fatigue.

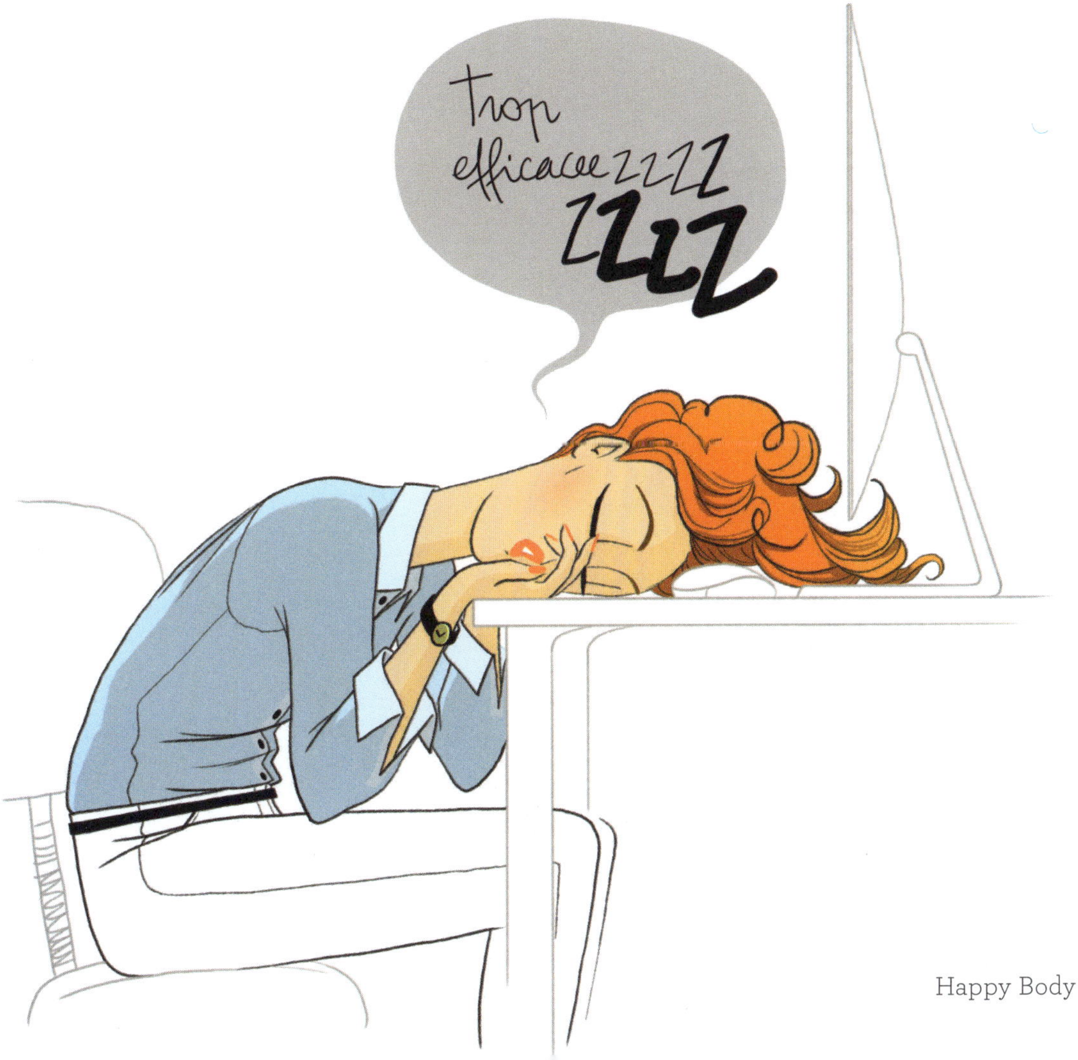

4. À la maison : le dos

Pas facile de détendre les points crispés du dos quand le seul autre être vivant dans la maison s'appelle Ernest, poisson rouge de son état civil. Votre nouvelle amie anticrispations sera donc une balle de tennis !

Concrètement, je fais comment ?

Allongée sur le sol, faites glisser la balle de tennis entre vos omoplates et votre colonne vertébrale jusqu'à ce que vous trouviez les endroits violemment douloureux. Et croyez-moi, il y en a ! Ensuite, entre deux râles de douleur, pensez à respirer lentement, plusieurs fois de suite. La douleur s'apaise petit à petit ? Vous avez gagné !

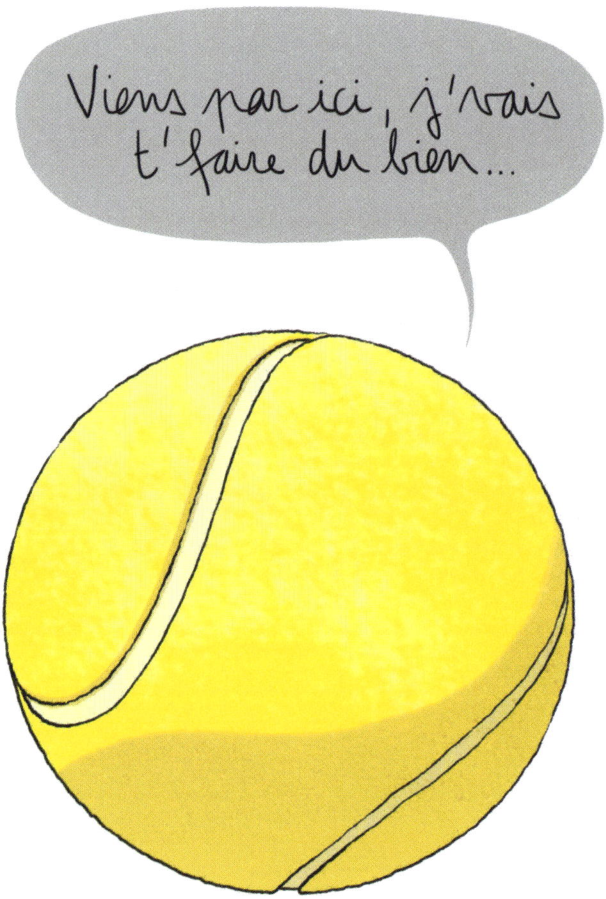

Pas de jaloux

Ça marche aussi pour les mollets et les pieds douloureux après une journée debout (au hasard, de shopping…), la balle servant de point de pression pour cibler les zones musculaires tendues.

5. Avant de dormir : les pieds

Vos pieds sont plus faciles à attraper avant de dormir, enfin débarrassés de leurs armures en chaussettes. Vous êtes normalement dans un endroit où il fait chaud, sur votre moelleux baldaquin, prête à vous détendre et sans rien – enfin – d'urgent à faire. Se masser les pieds relance la circulation sanguine et lymphatique dans les jambes, soulage des tensions de la journée et, surtout, prépare le corps en douceur pour faire dodo !

Concrètement, je fais comment ?

- Index et majeur face au pouce, attrapez vos orteils à la base pour remonter jusqu'à la pointe de vos ongles.
- Suivez la tranche externe et la tranche interne du pied depuis le talon jusqu'aux orteils avec le pouce.
- Faites des mouvements circulaires avec le pouce sur le talon, dans le creux du pied.
- En partant du centre du pied avec vos deux pouces, dessinez des V en allant vers l'extérieur du pied.
  Insistez là où ça fait du bien : entre les orteils, autour de la cheville et de la malléole… Ce moment est le vôtre !

C'est votre choix

La version crémeuse avec soin hydratant douceur ou la version à sec pour que ça appuie mieux… Ces décisions intimes ne regardent que vous !

Les odeurs de la bonne humeur

Sortez votre tablier et réhabilitez les recettes de bonne femme 100 % naturelles (les recettes !) pour vous entourer de mille parfums envoûtants.
Les huiles essentielles, aux effets bien précis et ciblés, harmonisent le moral et le physique ; elles sont aussi efficaces sur les bleus du corps que sur le blues hivernal !

1. Pour un effet « Whaou, je m'autokiffe, je suis une déesse ! »

Lait de massage pour le soir

L'équivalent d'une tasse à expresso de lait hydratant pour le corps mélangé à :
- 5 gouttes d'HE de géranium rosat ;
- 1 goutte d'HE d'orange douce.

Le **géranium rosat** tonifie la peau et aide les cellules à se régénérer. Cette huile essentielle est également antibactérienne, elle permet de lutter contre la formation de champignons cutanés et prévient des vergetures. Elle est traditionnellement associée à la féminité, grâce à son odeur assez proche de la rose.
L'**orange douce** apaise et calme les anxiétés ; elle tonifie également l'épiderme.
Ce mélange de lait pour le corps fera de vous une femme zen aux contours fermes !

Ce n'est pas tout !

L'huile essentielle de géranium rosat éloigne aussi les insectes, ce qui fait de ce soin un bon allié les soirs d'été au bord des marécages – ou des plages paradisiaques – infestés de moustiques !

2. Pour un effet « J'ai les yeux qui collent, mais faut quand même que je décolle ce matin ! »

Gel douche tonifiant des réveils difficiles

L'équivalent d'une bouteille de gel douche au pH neutre et sans parfum (ou pas trop !) mélangé à :

- 20 gouttes d'HE d'épinette noire ;
- 10 gouttes d'HE de tea-tree.

L'**épinette**, avec sa fraîche odeur de pin, est connue pour dynamiser et stimuler l'activité des glandes surrénales, celles-là mêmes qui sont responsables de votre énergie pour la journée.
Le **tea-tree** est très antibactérien et anti-infectieux. Il soutient l'activité de votre système immunitaire en déroute les jours de grande fatigue, quand chaque microbe vous guette avec un air gourmand, prêt à faire de vous son hôtel ambulant pour quelques semaines !

C'est pour quand ?

À utiliser les matins où vous sentez que dix cafés ne suffiront pas à faire de vous une femme dynamique !

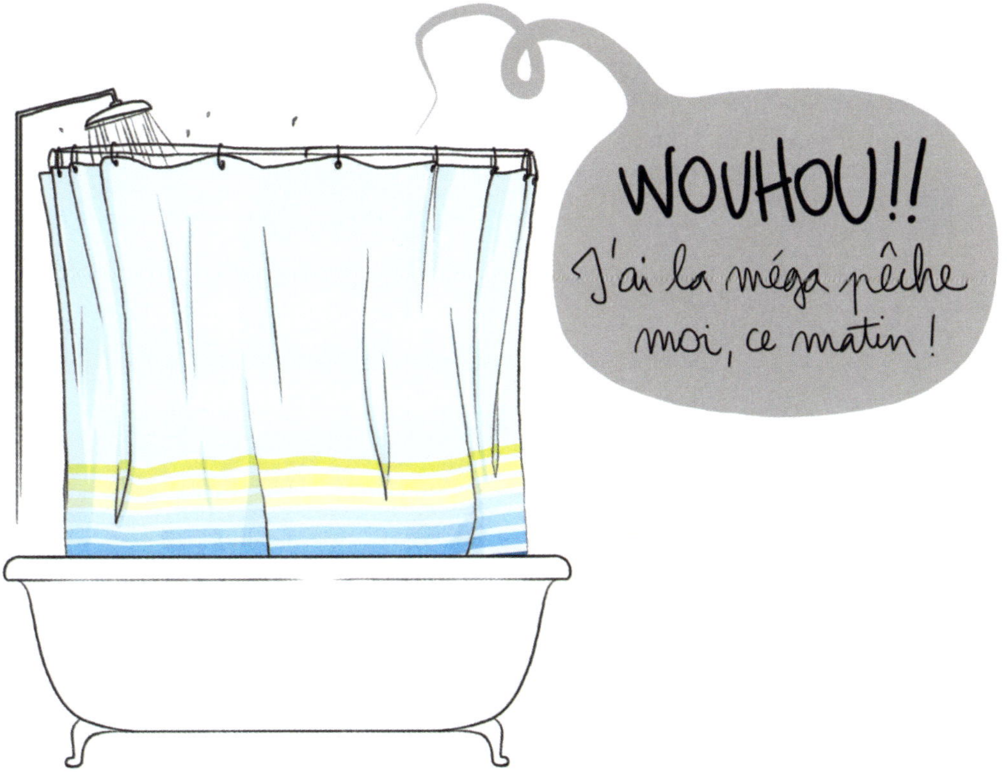

3. Pour un effet « J'aime mes fesses comme elles sont, car elles sont douces et belles ! »

Gommage pour fesses de déesse

Prenez une poignée de sucre en poudre et une poignée de poudre d'amandes. Versez dessus l'huile d'amande douce (ou l'huile d'olive si vous n'avez rien d'autre sous la main). Mélangez à :

- 10 gouttes d'HE de citron ;
- 5 gouttes d'HE de menthe poivrée.

L'huile essentielle de citron est tonifiante, elle aide à donner un coup de fouet à la circulation, la menthe poivrée donne une sensation de fraîcheur immédiate et raffermit les tissus.

La circulation sanguine de cette zone, trop souvent maltraitée par les longues heures que l'on passe assises, sera améliorée et vous ressortirez raffermie, fraîche et aimable de l'arrière-train, tel un bouton de rose un matin de printemps. N'oubliez pas de vous laver les mains après l'application.

Une recette quasi miraculeuse !

Utilisée 30 jours de suite sur votre postérieur granuleux, fessier récalcitrant et autre cuissot rebelle, cette recette permettra enfin à votre délicat popotin de respirer.

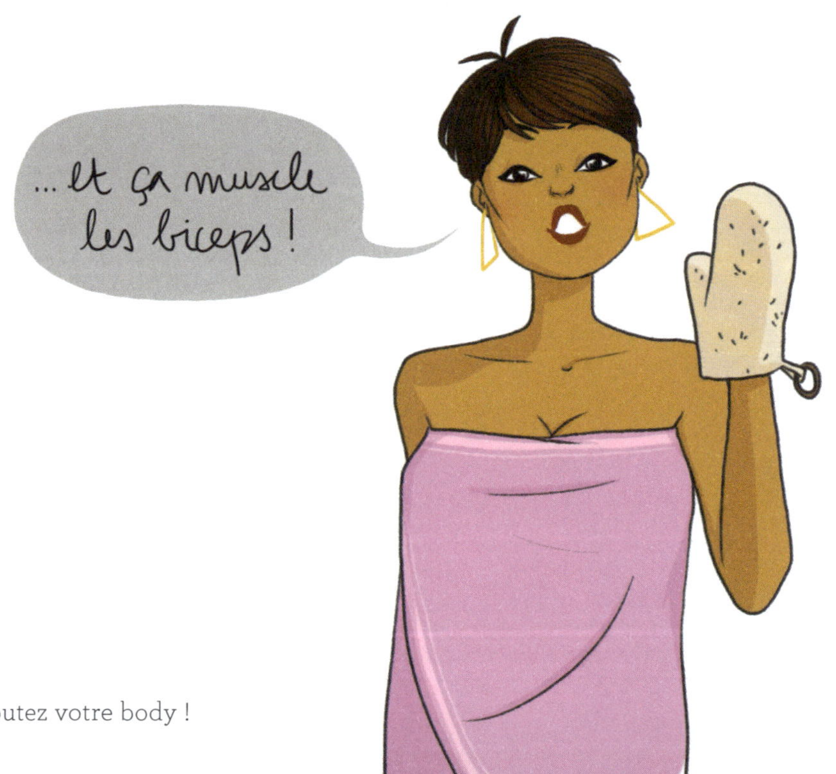

4. Pour un effet « Je vis dans une maison où l'air est plus pur qu'en haut de l'Himalaya ! »

Spray pour maison saine
Un flacon-spray propre rempli à moitié d'eau de source et à moitié d'alcool blanc (soit celui que l'on trouve en pharmacie, soit un alcool à boire de type vodka) mélangé à :
- 10 gouttes d'HE de tea-tree ;
- 10 gouttes d'épinette noire ;
- 10 gouttes d'eucalyptus citronné.

Le tea-tree en huile essentielle est un puissant anti-bactérien. Il assainit et purifie l'air ; combiné à l'action de l'épinette noire (huile essentielle qui sent bon la pinède, qui dynamise le corps et l'esprit) et à l'effet purifiant de l'eucalyptus citronné, vous obtenez un air pur, tonifiant, et qui facilite une bonne respiration !

C'est pour où ?
À vaporiser dans toutes les pièces où vous voulez respirer sans craindre les microbes, les odeurs de fosse septique bouchée ou les flatulences monstrueuses de Gustave... votre bouledogue français.

Mes odeurs de cœur / les HE / les effets
.... / .... / ....
.... / .... / ....
.... / .... / ....
.... / .... / ....

Attention !

Ces recettes ne conviennent pas aux femmes enceintes et aux femmes qui allaitent. Elles ne sont pas non plus adaptées aux enfants.

Détendue du bidon

L'arme fatale du happy body, *c'est un ventre détendu, où tout fonctionne sans accrocs. Les traditions asiatiques l'enseignent d'ailleurs depuis fort longtemps : le secret d'une vie longue et en bonne santé se trouve sous votre nombril ! Le ventre, sacré, est considéré comme le centre de traitement et de gestion des émotions. Alors apprenez à vous sortir avec grâce de tous les maux de ventre qui vous guettent de leur air malveillant !*

1. Chouchoutage quotidien

Misez sur des aliments probiotiques, c'est-à-dire favorisant l'installation de « bonnes bactéries » dans vos intestins. De façon générale, nous en consommons assez peu, car ce sont des aliments issus de la fermentation dans le lait. Il y en a malgré tout un que l'on connaît bien : le chou de la choucroute !

Pour éviter d'ingurgiter une ration quotidienne de choucroute alsacienne et finir par avoir le physique de la saucisse qui l'accompagne, adoptez la solution de la soupe miso. Les Japonais, qui sont bien malins, ont compris que leur soupe (à base de pâte de soja fermentée, donc également très riche en protéines), prise en début de repas, facilite la digestion et le transit.

Un deuxième cerveau

Des recherches récentes ont prouvé que le ventre est rempli de neurones (200 millions de neurones, soit autant que dans la moelle épinière !) chargés de faire fonctionner en toute harmonie la complexe tuyauterie ! De là à supposer que les passages anxieux, la déprime, sont en partie causés par un déséquilibre de la flore, il n'y a qu'un pas, mais pour l'instant, les seules validations de cette hypothèse ont été faites… sur des souris. N'attendez pas que la science révèle ce que les traditions anciennes enseignent depuis toujours pour prendre soin de votre petit bidon !

2. SOS, ça gonfle !

Pour éviter au maximum les gonflements, ballonnements et autres trucs franchement désagréables, commencez par ce geste quotidien : mas-tiquez. Beaucoup. Quoi que vous mangiez. Ça évitera à votre part de pizza d'arriver quasi entière dans le côlon, laissant les bactéries perplexes face à la montagne de travail que vous leur laissez. Heureusement, elles n'ont pas le droit de grève… Mâchez, car votre assimilation des vitamines et minéraux en dépend, mâchez, car la mastication vous empêchera également de trop manger, mâchez jusqu'au moment où votre bouchée est vraiment réduite en purée !

Au charbon !

Si vous hébergez toujours dans votre ventre une montgolfière, faites une cure de charbon végétal activé en poudre : une cuillerée à soupe dans un verre d'eau avant chaque repas. Comme une multitude de micro-éponges, le charbon va absorber l'air qui vous gonfle (prenez votre dose de charbon à distance des autres médicaments, y compris la pilule contraceptive, car il absorbe TOUT sur son passage !). Au bout de trois semaines de ce traitement de choc, vous recommencerez à respirer, enfin.

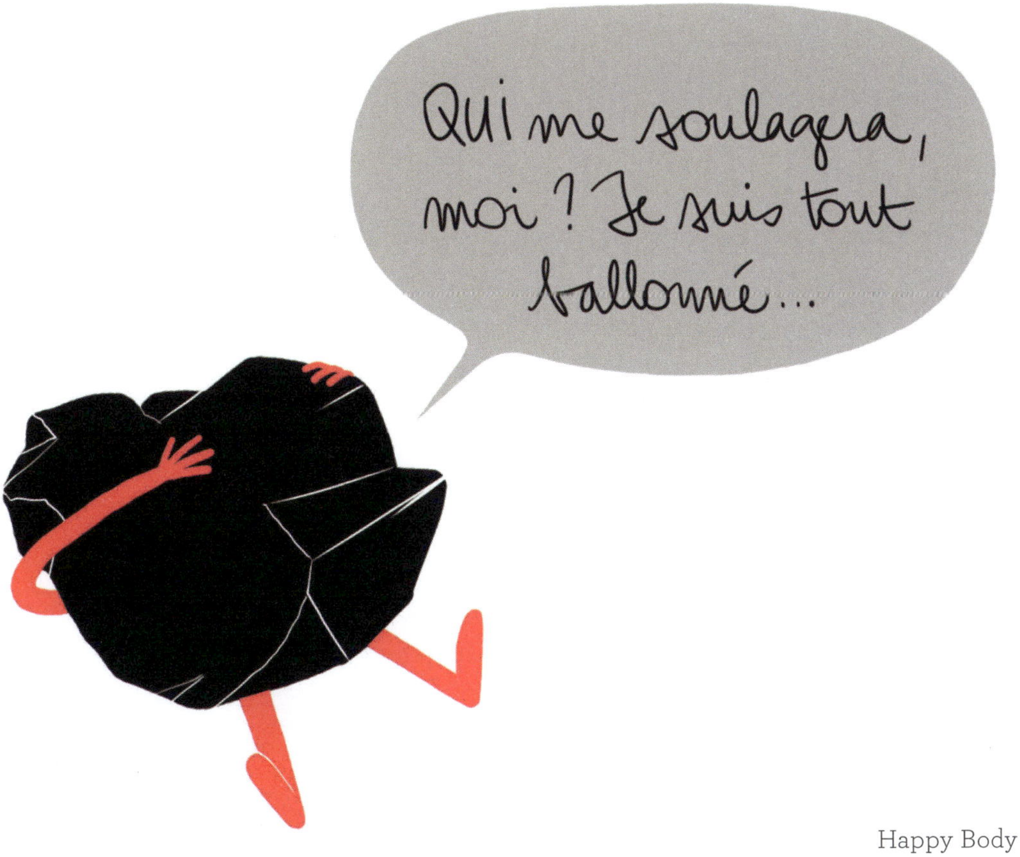

3. Quand on voit rouge

Prémenstruelles ou menstruelles, ces douleurs peuvent totalement vous empoisonner la vie. Si vous savez que vous êtes un sujet sensible, prévoyez le débarquement. Environ 15 jours avant, prenez avec votre repas des capsules d'huile d'onagre et de bourrache mélangées (une ou deux), riches en acides gras essentiels aux effets anti-inflammatoires.

Mais encore…

- Vous pouvez accompagner ces capsules de tisanes de vigne rouge pour éviter de gonfler de partout à cause de la rétention d'eau (trois tisanes par jour, et l'équivalent d'une boule à thé par tisane de feuilles de vigne rouge).
- Le magnésium possède également un effet reconnu sur le syndrome prémenstruel : à raison de 300 mg par jour au cours du repas pendant deux mois, vous allez vous sentir en pleine forme, et ce, quelle que soit la période du mois !

4. Pour les tuyaux bouchés

Si vous avez les intestins bloqués, commencez par boire suffisamment d'eau au quotidien. Pour plus de facilité, emportez votre bouteille partout avec vous !

Ensuite, apprenez à respirer à fond, en envoyant le maximum d'air vers le ventre : ainsi, le mouvement du diaphragme massera vos intestins et aidera l'expulsion naturelle des déchets vers la sortie !

Dernier recours

Si, malgré cet exercice et une quantité raisonnable de fibres, ça ne se décoince toujours pas, pensez à aller voir un ostéopathe : il pourra défaire les « nœuds » créés par le stress.

La chimie du happy body

Se sentir bien dans son corps et heureuse, ça passe aussi par le cerveau, plein de glandes qui travaillent sans relâche à communiquer des informations. Avec un petit coup de pouce, on peut les aider à transmettre plus d'infos positives que négatives. Oui, oui ! Pour cela, doppez votre quotidien en petits riens qui sécrètent sérotonine et endorphines en tout genre et qui facilitent le bien-être physique et psychique.

1. Les matins de déprime

Passez votre musique préférée et dansez à fond pendant trois minutes. Vos endorphines apprécieront ce déchaînement de décibels sur un rythme jouissif accompagné de mouvements du corps extatiques.

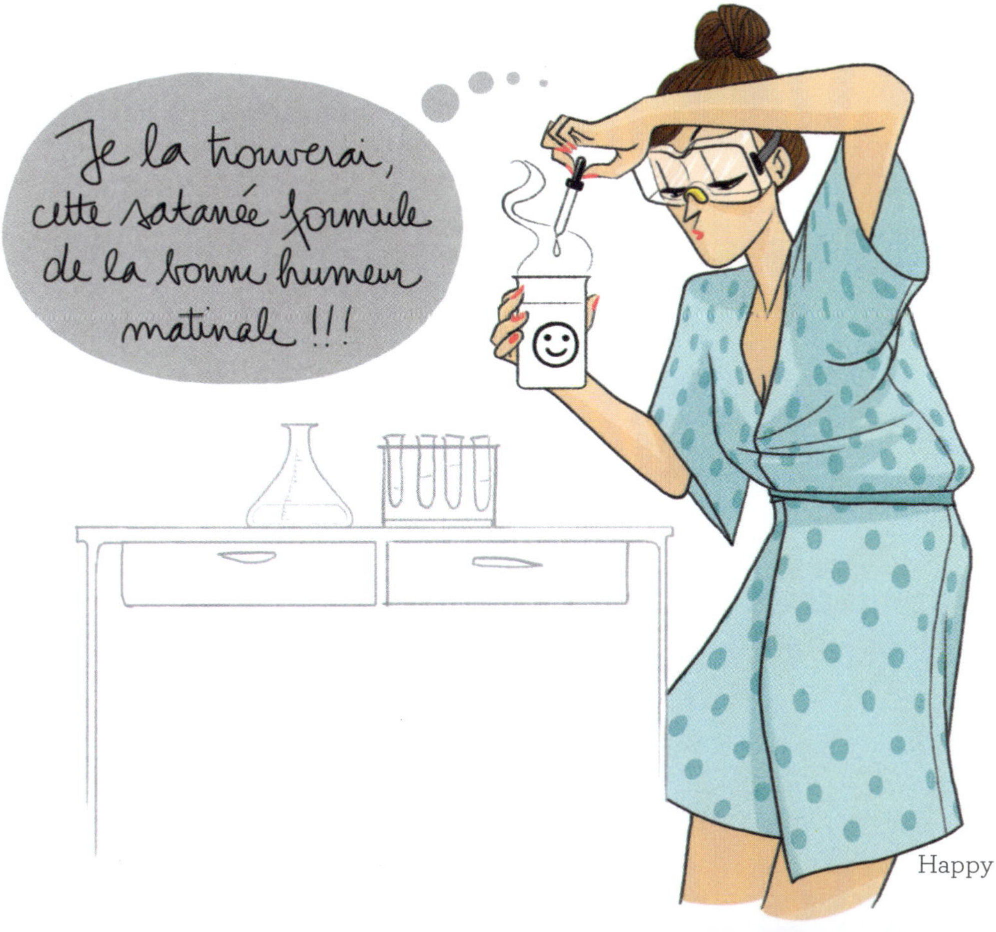
Je la trouverai, cette satanée formule de la bonne humeur matinale !!!

2. En hiver

N'oubliez pas de faire doser votre taux sanguin de vitamine D. Apportée naturellement par le soleil, elle a tendance à manquer cruellement dès les premiers jours d'octobre.

Le bon choix

Choisissez de la vitamine D3 huileuse (car mieux absorbée) plutôt que des laits enrichis qui ne contiennent qu'une trop petite quantité de vitamine par rapport à vos besoins. Une dose de 600 unités internationales (la concentration varie selon les produits, impossible donc d'indiquer le nombre de gouttes à prendre, il faut regarder les dosages sur la boîte) par jour vous aidera à garder le cap pendant l'hiver.

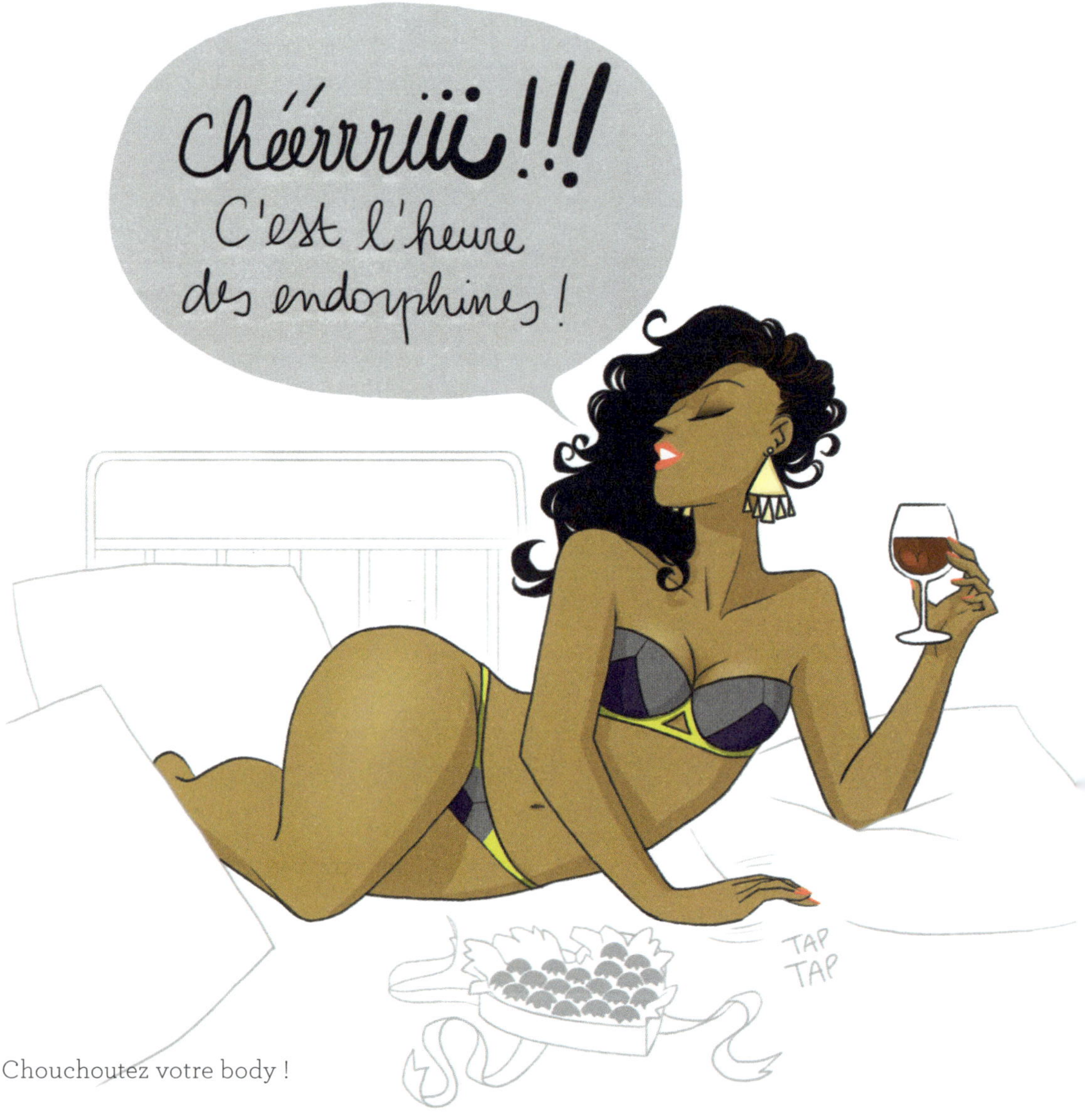

3. En petite forme ?
Complémentez-vous en magnésium. Il contrôle énormément de choses et le stress nous carence de façon quasi automatique. Aussi, une cure de magnésium naturel, appelé « sel de nigari » (facile à trouver en boutiques bio), vous redonnera du tonus.

Mode d'emploi
Mettez une cuillerée à soupe dans une bouteille d'eau de source et buvez un demi-verre chaque matin jusqu'à finir la bouteille.

4. Pas de surdosage
Détendez-vous en faisant l'amour, en buvant un verre de vin (bio ou naturel si possible) ou en mangeant du chocolat. Les trois ensemble ne présentant aucun risque de surdosage (sauf si vous remplacez le sexe et le chocolat par du vin, résultat désastreux garanti sur votre foie...), allez-y franchement : vos endorphines vous disent déjà merci !

5. Activités du matin
Consacrez dix minutes chaque matin à des postures de yoga, des respirations ou de la méditation. Comme votre production d'endorphines est stimulée par ces trois activités et qu'elles renforcent le système immunitaire tout en ayant un effet comparable à celui de la morphine (donc antidouleur !), c'est un réflexe santé ET bien-être !

6. Hahaha !
Les gros fous rires se comportent exactement comme les trois exercices du dessus, car vous respirez à fond quand vous riez de très bon cœur !

Un petit effort

Vous pouvez provoquer le rire, ou rire et sourire pour de faux quand vous n'avez pas le moral. Il semblerait que même un sourire forcé amorce le début d'un mieux-être moral. Et les grimaces débiles devant la glace peuvent aussi vous aider, si c'est franchement bloqué !

7. Musique !

Passez 60 minutes, chaque jour si vous le pouvez, à écouter de la musique relaxante ou de la musique sacrée. L'effet des vibrations de ce type de sons sur une longue période est prouvé sur le bien-être moral. Allongez-vous et ne faites que cela.

8. De l'art de se masser les pieds

Le toucher produit un flot d'endorphines bienfaisantes et le massage de la plante des pieds agit sur le corps tout entier.

9. Contact !

Si vous passez une journée sans faire un seul gros câlin (chaste, il va de soi), faire des bisous, prendre les gens dans vos bras, vous pouvez être sûre que votre chimie du bonheur n'appréciera pas. Le contact physique avec les autres est primordial, ne l'oubliez pas !

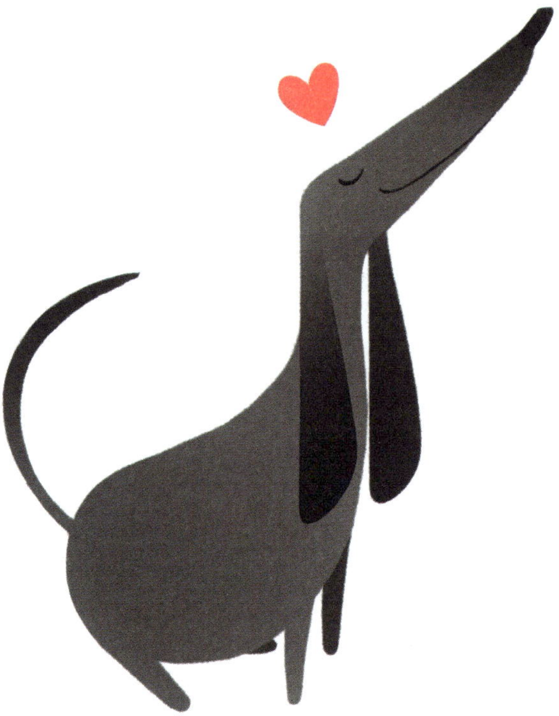

10. Nos amies les bêtes

Pour avoir votre dose d'amour, pensez aussi aux animaux de compagnie (bon, ça ne fonctionne pas du tout avec les grenouilles, les poissons rouges et les autres bestioles du même style...), qui savent mieux que quiconque utiliser le pouvoir bienfaisant des câlins au quotidien !

Mes trucs à moi

Activités douceur pour corps heureux

Ah ! Un souffle bien frais pour se régénérer de l'intérieur ! Prendre soin de soi, c'est se bouger un peu quand même, mais pas trop non plus… Pas de séances de torture à l'horizon, ne vous inquiétez pas ! L'objectif est de développer l'harmonie qui est déjà en vous et qui ne demande qu'à s'exprimer. Suivez le guide.

1. Si vous avez la flemme de vous inscrire à un cours de sport

Essayez le yoga intuitif, tranquillement, à la maison. Faites confiance à votre corps et à ses mouvements naturels, et laissez de côté le tourniquet de Satan, les bras autour des chevilles et la tête dans les doigts de pieds. Vous pouvez vous faire du bien tous les jours avec quelques mouvements de yoga très simples. Commencez par une Salutation au Soleil le matin, par exemple.

Une fois que vous aurez gagné en confiance, vous pourrez trouver en vous la force de rejoindre un groupe, avec un prof pour de vrai qui vous fera progresser en souplesse et en musculature. Le yoga ayant des effets bénéfiques sur à peu près tous les problèmes qui peuvent nous affecter au long d'une vie, c'est franchement un must du *happy body* !

Règle d'or

La seule règle à appliquer si vous faites du yoga toute seule chez vous, sans prof pour corriger les postures, c'est de ne surtout pas forcer !
Si ça vous fait mal, c'est que vous allez trop loin. Le but est uniquement de vous dérouiller un peu, pas de vous arracher des hurlements hystériques.

And the winner is...

Pour trouver un cours sur Internet bien expliqué et pas trop violent, recherchez les tutoriels de la formidable Tara Stiles, super-prof de yoga américaine qui vous donnera un cours particulier dans votre salon ! Pour les non-anglophones, regarder la vidéo une première fois avant de réaliser les mouvements suffit pour comprendre les enchaînements sans *speaker* l'*English*.

2. Si vous êtes tellement à bout que même le vent dans les feuilles vous crispe

Y'a pas à débattre, faites des séances de relaxation avec un sophrologue. La sophrologie se pratique assise ou allongée et consiste en des exercices de respiration et de visualisation guidés par la voix du thérapeute. Elle est

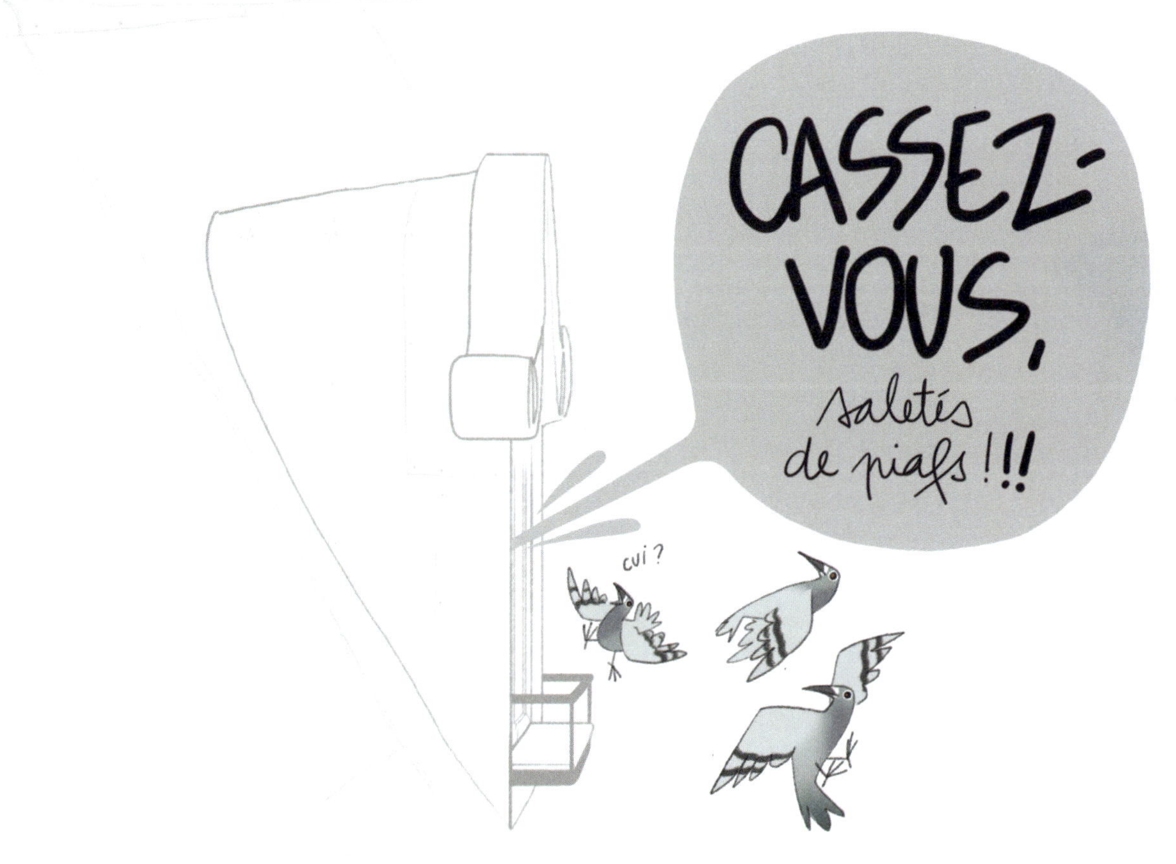

très utile dans les phases difficiles, car ce temps de pause vous permet de prendre du recul sur les situations stressantes. Elle est également très bénéfique si vous et votre enveloppe charnelle êtes fâchées depuis un bon moment ; grâce à elle, vous vous réapproprierez votre corps !
Une fois que vous aurez bien pratiqué les exercices, vous verrez que, naturellement, vous les reproduirez pour vous relaxer.

Mais encore ?
La sophrologie peut vous aider si vous avez des difficultés à dormir, que vous voulez arrêter de fumer ou que vous faites des crises de spasmophilie... Plus ponctuellement, c'est un excellent moyen pour trouver en vous les ressources pour vous détendre avant un oral ou un examen, ou quand vous attendez un bébé.

3. Si vous êtes allergique aux trucs zen et que la piscine, ça pue

Ras le bol des trucs trop zen ? Faites de la zumba ! Mi-fitness, mi-délire de boîte de nuit, vous pourrez vous oxygéner en dansant comme une folle. Libérateurs et joyeux, les pas de danse et les déhanchés vous feront bouger sans un micromoment d'ennui ! Et comme vous vous donnez à fond, vous transpirez, donc vous activez tout votre système cardio-vasculaire, le retour veineux et votre bonne humeur !

Si vraiment, le sport, c'est pas possible

Faites-vous masser ! Grâce à des mains expertes et toniques effectuant des massages du type shiatsu ou thaïlandais, à défaut de vous oxygéner par les poumons, vos tissus gagneront en souplesse et en tonicité. Les points de pression exercés drainent les toxines et laissent de nouveau votre énergie circuler dans tout votre corps.

N'oubliez pas de boire au moins une tasse d'eau chaude agrémentée d'une plante (comme de l'ortie ou de la prêle) pour activer l'effet drainant d'une séance de massage.

Partie 6

Les 4 saisons du happy body

Bichonnez votre *body* selon les saisons !
Vos besoins sont très différents en été,
où l'hydratation et la détente ont une place de choix,
et en hiver, où l'essentiel est de survivre dans
le blizzard, la fatigue et le ciel gris. Une fois que
vous saurez comment prendre soin de vous quelle
que soit la saison, vous aurez gagné une année
d'amour avec votre *body* !
Et c'est pas beau, ça ?

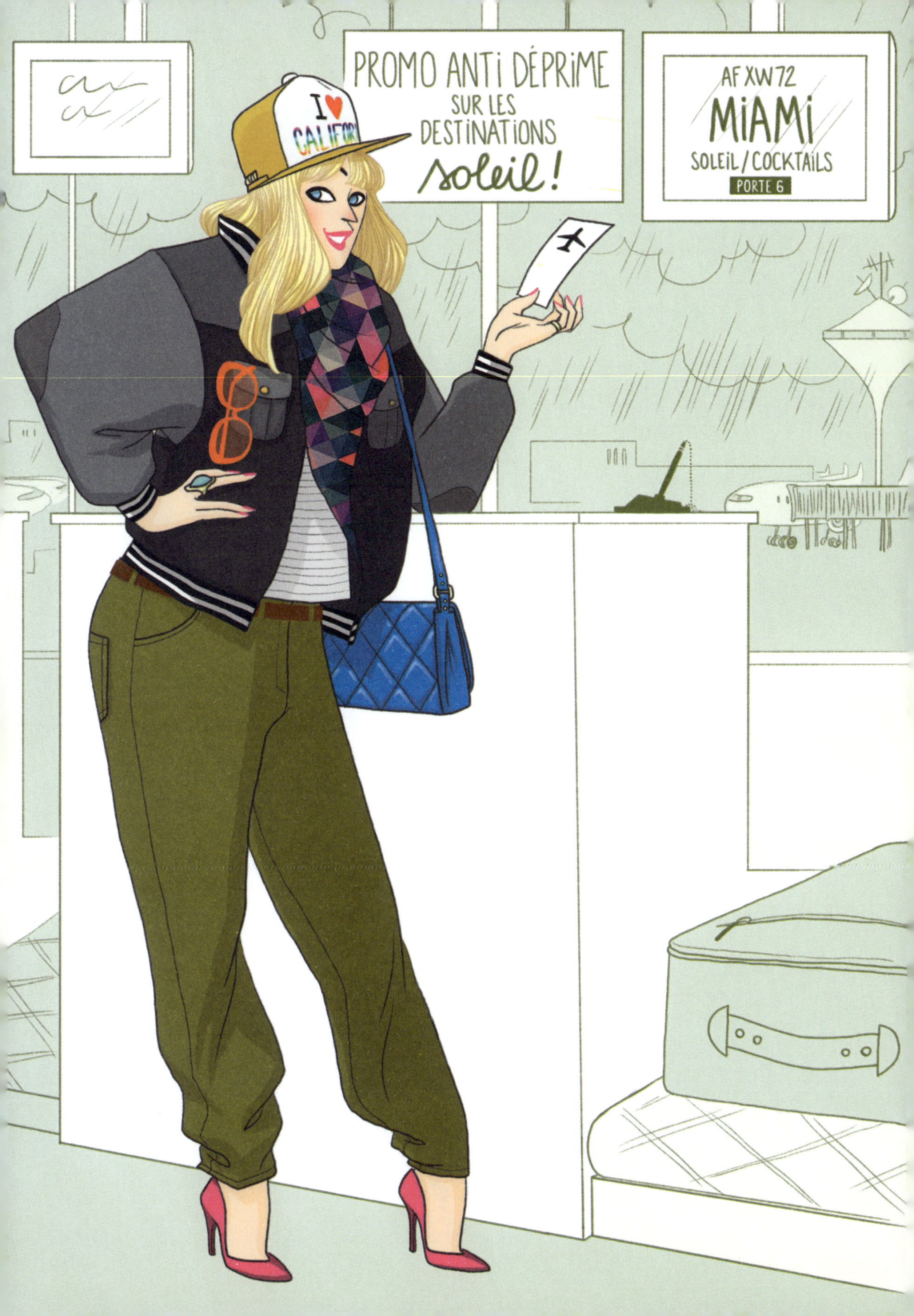
PROMO ANTI DÉPRIME
SUR LES
DESTINATIONS
soleil !
AF XW72
MIAMI
SOLEIL / COCKTAILS
PORTE 6
I ♥ CALIFOR

Printemps : la grande détox

C'est le moment de trier, de faire de la place, du neuf, du beau, du propre, du frais ! Prenez un nouveau départ et suivez ce programme chaque fois que vous sentez que votre forme baisse, que votre ventre est désespérément gonflé, que vous avez mauvaise mine et l'humeur en berne.

1. Programme détox côté casseroles

Le petit déj

- Un jus de carotte frais avec quelques gouttes de jus de citron
- Un demi-avocat
- Une tisane de feuilles de romarin

Et si vous avez encore faim

Ajoutez un œuf à la coque et une tranche de pain à la farine de riz (ou châtaigne, ou quinoa) tartinée de purée d'amandes sans sucres ajoutés.

Le déjeuner

Votre repas doit vous empêcher de piquer du nez tout l'après-midi en rêvant d'une sieste…

- Soit vous emportez votre bento au boulot, et dans ce cas, les restes du repas du soir sont parfaits : par exemple, une salade de quinoa froid avec une sauce huile d'olive + huile de colza et du citron, une soupe de légumes, une salade de graines germées avec un œuf dur ou une tranche de jambon de dinde, une salade de haricots verts avec des blancs de poulet grillés…
- Soit vous déjeunez à l'extérieur, et dans ce cas, c'est salade de crudités à volonté avec des protéines comme une omelette, du poulet, un filet de poisson…

Si vous avez un creux au milieu de l'après-midi

Prenez un thé vert avec des fruits secs ou frais et une poignée d'amandes.

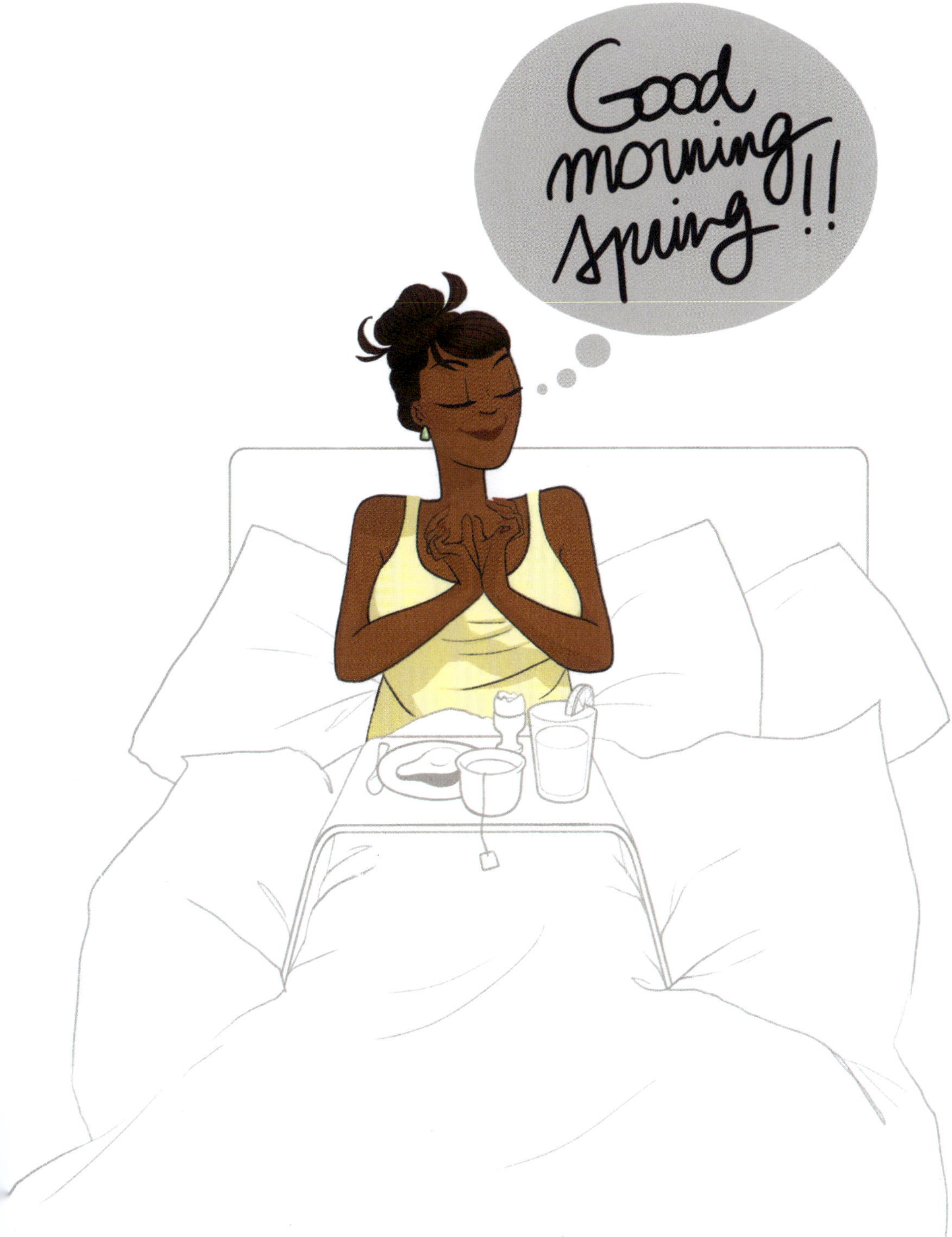
Good morning spring!!

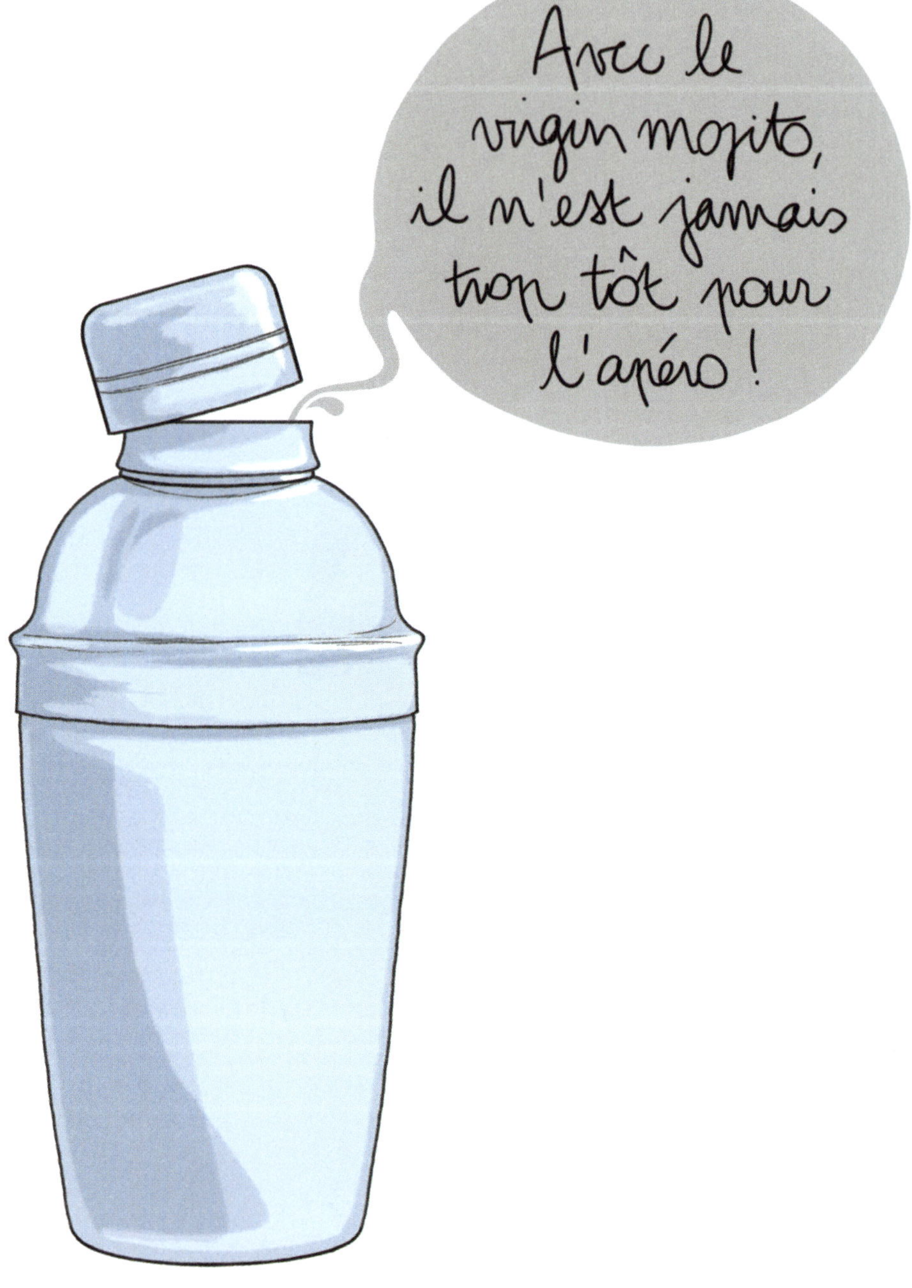
Avec le virgin mojito, il n'est jamais trop tôt pour l'apéro !

Le dîner

Le soir aussi, ça doit être la fête du légume de saison ! Prévoyez toujours une soupe et une salade, plus un plat complet de type quiche aux légumes.

Le coup de pouce : la spiruline

Si vous vous sentez vraiment à plat, agrémentez votre quotidien avec cette petite algue bleue aux superpouvoirs ! Blindée de vitamines, de protéines végétales et de minéraux, elle est antioxydante et aide à se recharger en fer. Elle se présente en poudre (attention, son goût est spécial, on adore ou on déteste...) ou en comprimés (plus faciles à avaler et à trimballer !).

Commencez par prendre 3 comprimés le matin avec votre jus de carotte, puis augmentez progressivement les doses pour arriver à 9 comprimés par jour (3 le matin, 3 à midi et 3 le soir), et faites une cure d'un mois pour bien ressentir les effets positifs !

2. Le cocktail du printemps : le virgin mojito

Il est bien entendu que pendant cette période de cure, l'alcool n'est pas du tout au menu, histoire de laisser votre foie tranquille ! Cela ne doit pas vous empêcher de vous faire plaisir à l'heure de l'apéro.

Pour 1 mojito sans gueule de bois
- 1 branche de menthe fraîche
- ½ citron
- ¼ de verre de jus de pomme
- de l'eau pétillante fraîche
- des glaçons

Mettez le tout dans le shaker, mélangez et dégustez !

3. Douche dynamisante

Le matin, sous la douche, alternez jets d'eau chaude et d'eau froide, du bas des jambes jusqu'au bout des bras, en terminant par de l'eau chaude si vous avez froid. Massez ensuite rapidement et avec des mouvements circulaires tout votre corps au gant de loofa. Effet dynamisant garanti !

4. Masque purifiant et déstressant

- 3 cuillerées à soupe d'argile (verte si vous avez la peau grasse, blanche ou rose si vous avez la peau réactive)
- 1 cuillerée à café d'huile (d'olive ou d'avocat)
- 1 goutte d'huile essentielle de lavande

Mélangez l'huile avec l'huile essentielle de lavande. Creusez un puits dans l'argile, versez-y ce liquide, puis ajoutez un petit peu d'eau tiède. Mélangez, puis ajoutez de l'eau jusqu'à obtenir une texture crémeuse de masque. Appliquez sur le visage et le cou humidifiés avec de l'eau tiède et laissez poser. Retirez juste avant que l'argile ne soit complètement sèche.
Et voilà ! Votre peau est toute douce, méga-lumineuse et raffermie !
Merci qui ? Merci Dame Nature !

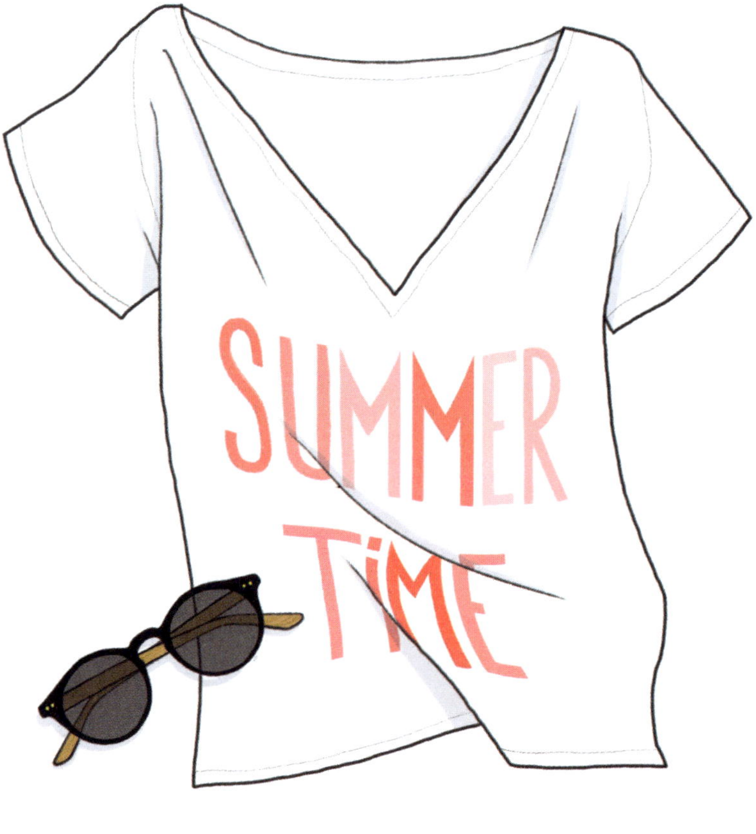

Été : opération bien-être

L'intérêt de l'été, c'est que l'on peut enfin prendre le temps de faire des découvertes. Côté assiette, pourquoi ne pas tenter les protéines végétales, de nouvelles saveurs, et se faire du bien ? Côté forme, on se prend en main pour bouger plus que d'habitude et on se concocte des petits plaisirs bien-être pour continuer à se délasser après une journée de farniente.

1. Et si on testait autre chose que le steak ?

Quelle bonne idée ! Votre système digestif vous remerciera, votre peau sera plus nette et, comme le dit le docteur Francesca Crowe, de l'université d'Oxford, « le risque de maladies cardio-vasculaires est un tiers plus bas chez les végétariens que chez les non-végétariens, tous facteurs confondus (tabagie, alcool, activité physique et milieu socio-économique) ».

Et selon une étude très perso

Manger trop de viande, c'est 95 % de risque d'avoir une haleine de chacal, donc 0 % de chance d'être glamour ! Ça vaut le coup de tenter, non ?!

Le petit déj

On garde sa routine du matin, sauf si elle consiste à manger du bacon et du sanglier rôti dès potron-minet ! Des fruits frais de saison comme les fruits rouges (cerises, fraises, myrtilles, mûres...), de la pêche, et de la banane pour l'onctuosité. Accompagnez cette salade de fruits matinale d'une ou deux tranches de pain sans gluten à la farine complète et d'un cocktail de jus de légumes.

Le déjeuner

Mélangez les légumineuses et les céréales pour varier les plaisirs : par exemple, une salade de lentilles ou de quinoa agrémentés de légumes frais et d'aromates comme la menthe, qui facilite la digestion.

Le dîner

C'est le moment de vous lancer dans la cuisine du tofu, accompagné de légumes sous la forme qu'il vous plaira (poêlés, en soufflé, en gratin...).

2. Pour faire plaisir à votre index glycémique

Le taboulé libanais roquette et quinoa en 15 minutes chrono !

Pour 2 personnes

- 50 g de quinoa
- 100 g de roquette
- 1 bouquet de persil
- 3 petites tomates
- le jus d'½ citron
- de l'huile d'olive

Rincez le quinoa et faites-le cuire dans deux fois son volume d'eau. Lavez les tomates, la roquette et le persil, et coupez chaque ingrédient finement, la tomate en dés, le persil et la roquette ciselés. Mélangez le tout au quinoa égoutté et refroidi, ajoutez votre sauce composée du jus de citron et de l'huile d'olive, servez et dégustez !

La boisson de l'été

Le thé rouge, ou rooibos, peut se boire chaud ou froid, et il contient énormément d'antioxydants et pas du tout de théine. C'est un très bon compagnon détox et bien-être.

3. Pour se détendre les orteils (et le reste aussi !)

Faites une série de Salutations au Soleil, exercice de yoga traditionnel. Commencez debout, les mains jointes devant la poitrine. En inspirant, levez les mains toujours jointes au-dessus de votre tête, et étirez-vous vers le ciel.

Vous n'avez pas besoin d'être souple ni sportive pour faire du yoga, car c'est le yoga qui vous rendra souple et sportive !

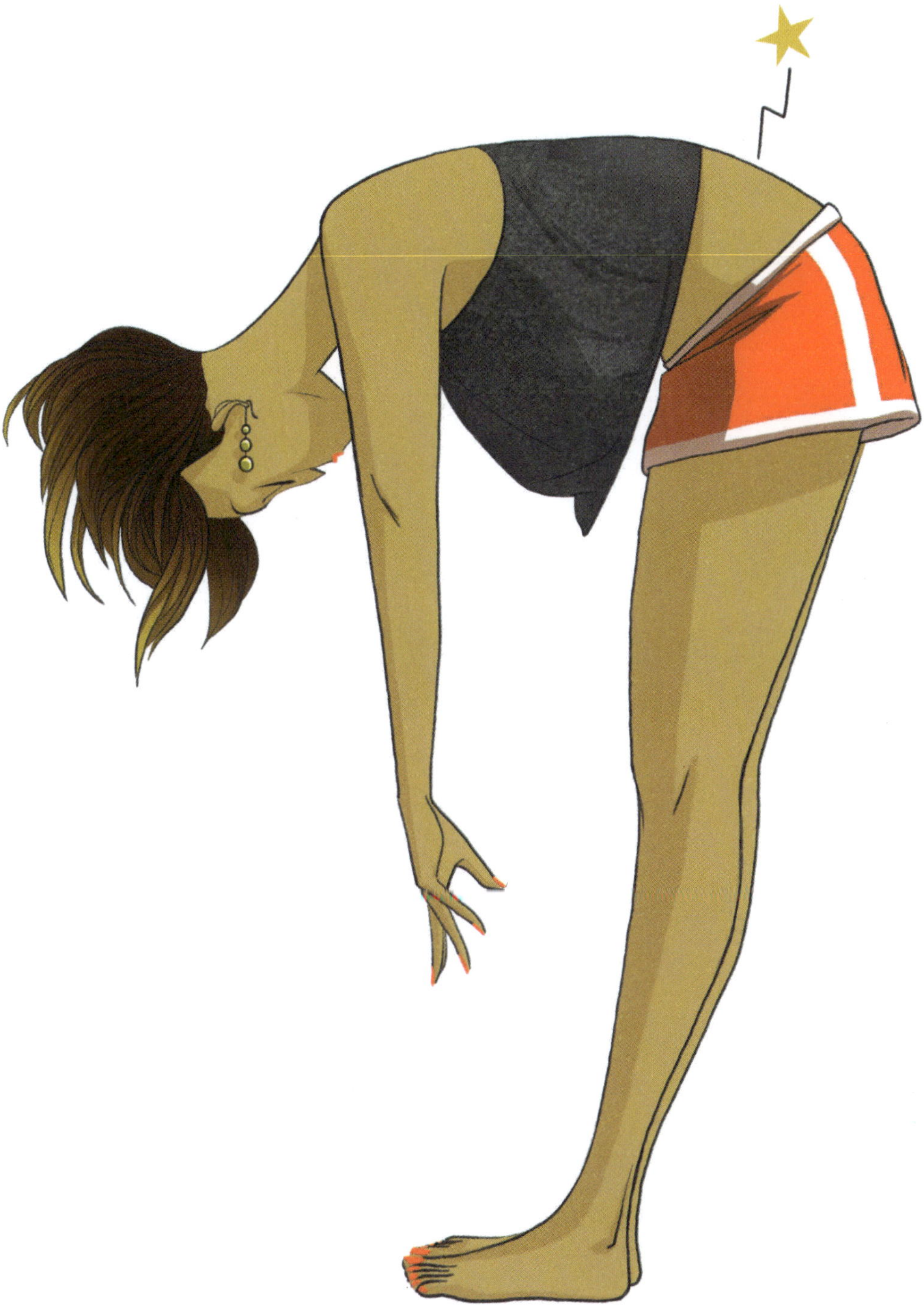

4. Une peau de velours

Avant chaque application, mélangez à votre crème pour le corps, ou dans une huile végétale (de type amande douce), 2 gouttes d'huile essentielle de géranium rosat, et massez avec amour et fermeté toutes les zones de votre corps qui selon vous manquent de tonicité. Douceur et peau veloutée garanties à la fin de la semaine.

Le coup de pouce : le cru

En été, on s'expose plus souvent au soleil, ce qui est bien sûr formidable pour renouveler ses stocks de vitamine D. Afin de protéger votre corps des effets néfastes à long terme des radicaux libres produits par l'exposition au soleil, augmentez les doses de légumes et fruits crus que vous mangez !

Automne : le plein d'énergie

Pour garder la forme après la rentrée, il faut surveiller de près ses apports en sucres et en gras et se chouchouter deux fois plus avec des soins adaptés à ses besoins.

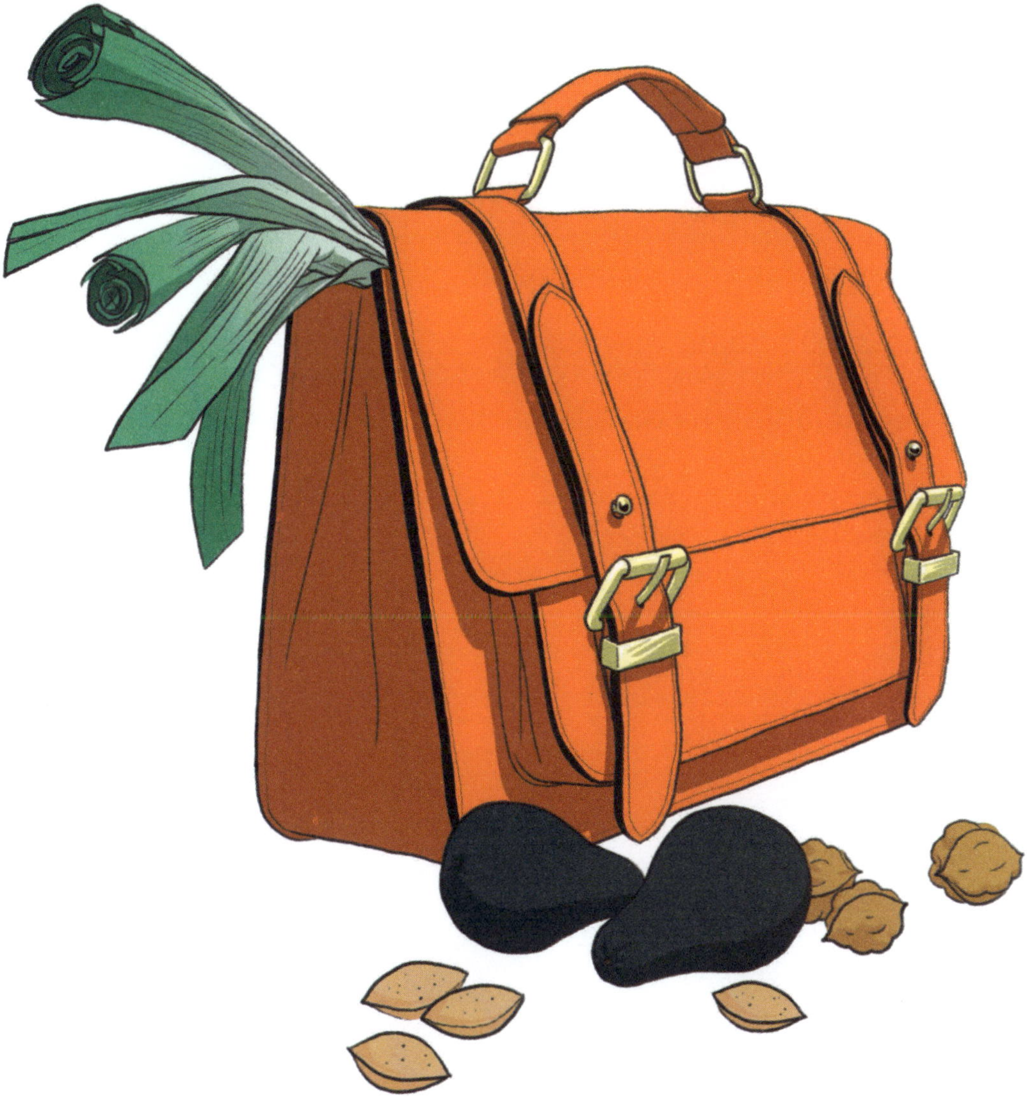

1. Bons sucres, bons gras

On n'enlève ni le sucre ni le gras à ses bons petits plats, car ils sont nécessaires à la santé, mais on focalise sur des apports de grande qualité nutritionnelle. L'idée directrice : on ne mange que des produits à index glycémique bas (légumes verts) et des graisses végétales (avocat, noix, amandes...), des vrais aliments, ceux qui apportent des nutriments, et pas ceux qui n'apportent que des calories.

Concrètement, je fais quoi ?

- Remplacez la purée de pommes de terre (dont l'index glycérique est très élevé) par de la purée de chou-fleur.
- Remplacez le pain blanc, le riz blanc et les pâtes par leur version à la farine complète, et mangez-en moins souvent et en plus petites quantités. Par exemple, votre assiette doit se composer de 60 % de légumes, 20 % de protéines et 20 % de céréales.
- Si vous avez envie de carottes, consommez-les uniquement crues, râpées ou en jus, car leur index glycémique fait exploser tous les compteurs quand elles sont cuites.
- Réduisez considérablement votre apport en fruits, fruits secs et jus. Une pomme par jour suffit amplement ! Ce sont les légumes, crus et cuits, et en grande quantité, qui vous apporteront les vitamines nécessaires, et l'huile végétale première pression à froid (un mélange de plusieurs huiles est idéal), à raison de trois cuillerées à soupe par jour et par personne, qui fournira les acides gras essentiels à votre bien-être.

Le petit déj

- Un thé vert
- 2 œufs à la coque
- Une poignée de noix, de noisettes ou d'amandes

Le déjeuner

- Des protéines : poulet, dinde, tofu, sardines, saumon...
- Des légumes à index glycémique bas : artichaut, haricots verts, brocoli, chou-fleur, salade verte, épinards...
- Des légumineuses : pois chiches, haricots rouges, lentilles... Elles vous apporteront les sucres lents nécessaires pour la journée.

Le dîner

Équilibrez vos repas : si vous avez par exemple mangé de la viande au déjeuner, pas la peine de mettre du poisson au menu le soir.
Par ailleurs, c'est le moment de tenter la monodiète (un aliment unique) un soir ou deux par semaine. Si vous avez besoin de vous sentir rassasiée,

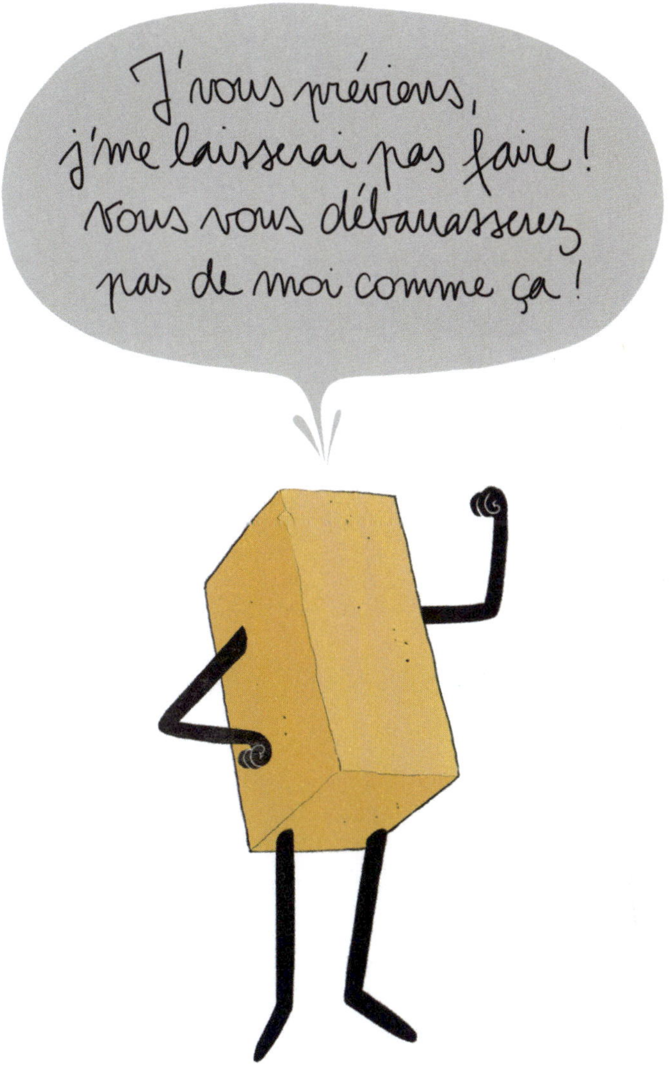
J'vous préviens,
j'me laisserai pas faire !
Vous vous débarrasserez
pas de moi comme ça !

tentez la monodiète de quinoa, qui est facile à faire quand il fait gris, car il se mange chaud. Le jour de votre monodiète, mangez normalement au petit déj et au déjeuner, rien l'après-midi en dehors d'eau et de thé, puis préparez votre dîner composé d'un seul mets, que vous pouvez déguster jusqu'à satiété.
Le soir, faites le repas le plus simple possible : plus le dîner est léger, mieux vous dormirez.

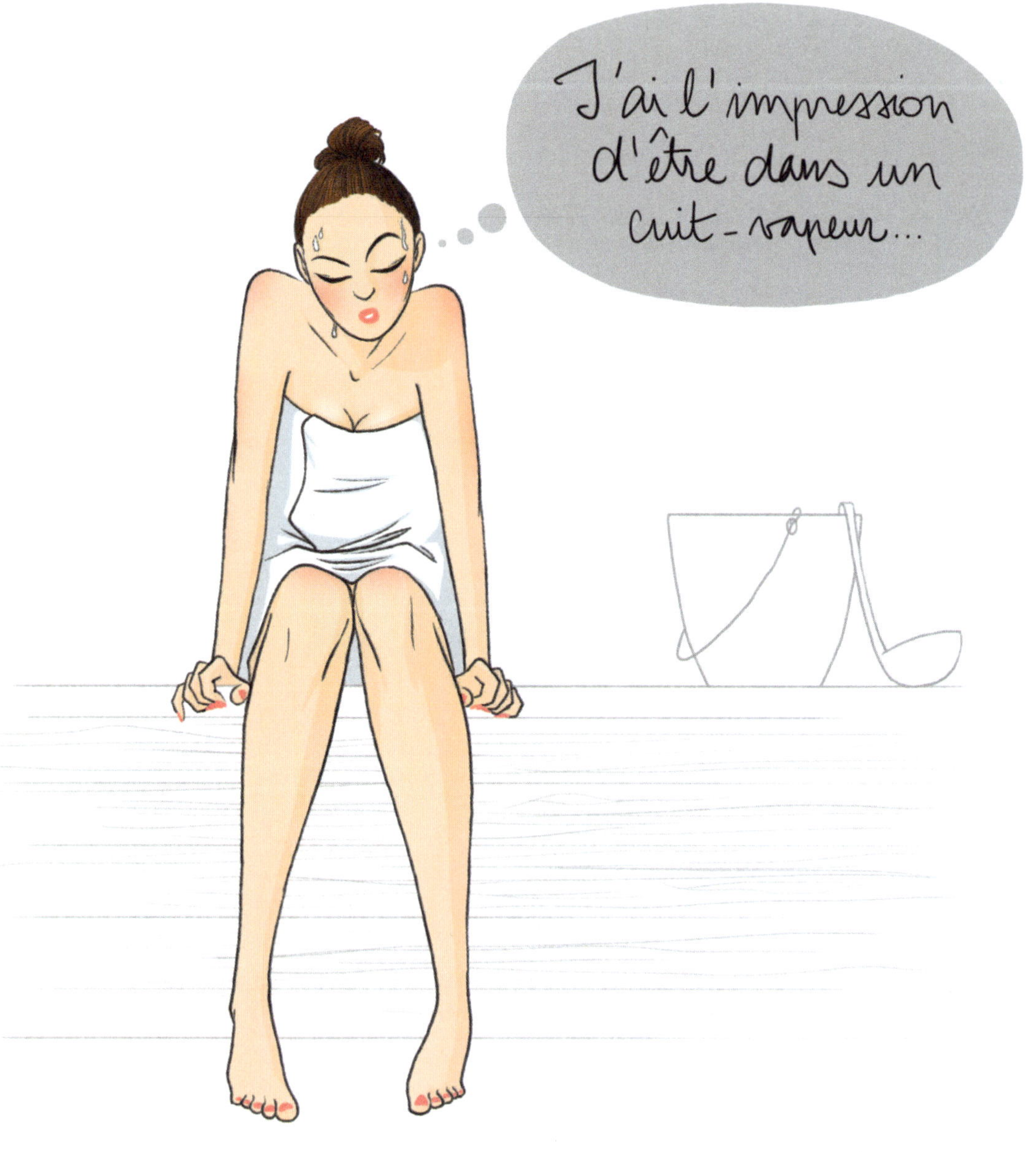

2. Facile, bon et joli !

J'appelle… les muffins orange ! Cette recette est idéale, car elle est facile - et rapide (en 25 minutes max, c'est bouclé) - à faire, bonne pour la santé et tellement jolie que même des enfants qui n'aiment pas les légumes voudront en manger !

Les muffins orange

Pour 2 ou 3 personnes

- 1 potimarron cuit à la vapeur et épluché
- 2 œufs
- une grosse pincée de sel
- un peu de lait végétal de soja pour obtenir une texture crémeuse
- 3 cuillerées à soupe de farine de riz (ou de châtaigne pour le petit goût sucré)

Préchauffez le four à 200 °C (th. 6-7).
Écrasez le potimarron cuit et épluché, mélangez-le avec les œufs, le sel, le lait végétal, puis ajoutez la farine. Rectifiez si nécessaire la consistance (tout dépend de la taille de votre potimarron) de la pâte avec de la farine ou du lait de soja ; elle doit ressembler à une pâte à cake. Déposez des caissettes en papier dans des moules à muffins, versez la pâte et enfournez pour 15 à 20 minutes.
Servez avec une salade verte de laitue et de graines germées d'alfalfa.

Le cocktail de l'automne

Préparez-vous un jus de légumes crus purifiant : 2 carottes, 1 branche de céleri et un petit bout de radis noir passés à la centrifugeuse et à déguster dans la foulée.

3. Les bienfaits du sauna

Cet automne, offrez-vous des séances de sauna, connu pour chasser les toxines du corps *via* la transpiration. En sortant de la cabine, n'oubliez pas de prendre une bonne douche froide, de boire beaucoup d'eau et de vous reposer ensuite. Détente musculaire garantie !

Le coup de pouce : le sérum de quinton

Préparez votre corps à l'hiver tout en douceur en faisant une cure de sérum de quinton, ces petites ampoules remplies d'eau de mer très riche en oligoéléments qui boostent votre système immunitaire, et votre moral par la même occasion !

4. Déconnectez !

Apprenez à respirer avec le ventre.
Quand on stresse, on a tendance à comprimer sa respiration et à n'utiliser que le haut des poumons, ce qui induit une mauvaise oxygénation et une production de radicaux libres, responsables du vieillissement.
Dès que vous avez un moment creux dans votre journée – au hasard, dans les transports, quand vous cherchez à joindre une hotline, dans la queue à la caisse... –, profitez-en pour vous détendre grâce à la respiration ventrale.
Posez une main au niveau du nombril et expirez profondément. Quand vous inspirez, vous sentez votre ventre se gonfler tout doucement. Faites-le 3 fois de suite en expirant lentement, c'est la garantie de vous sentir zen !

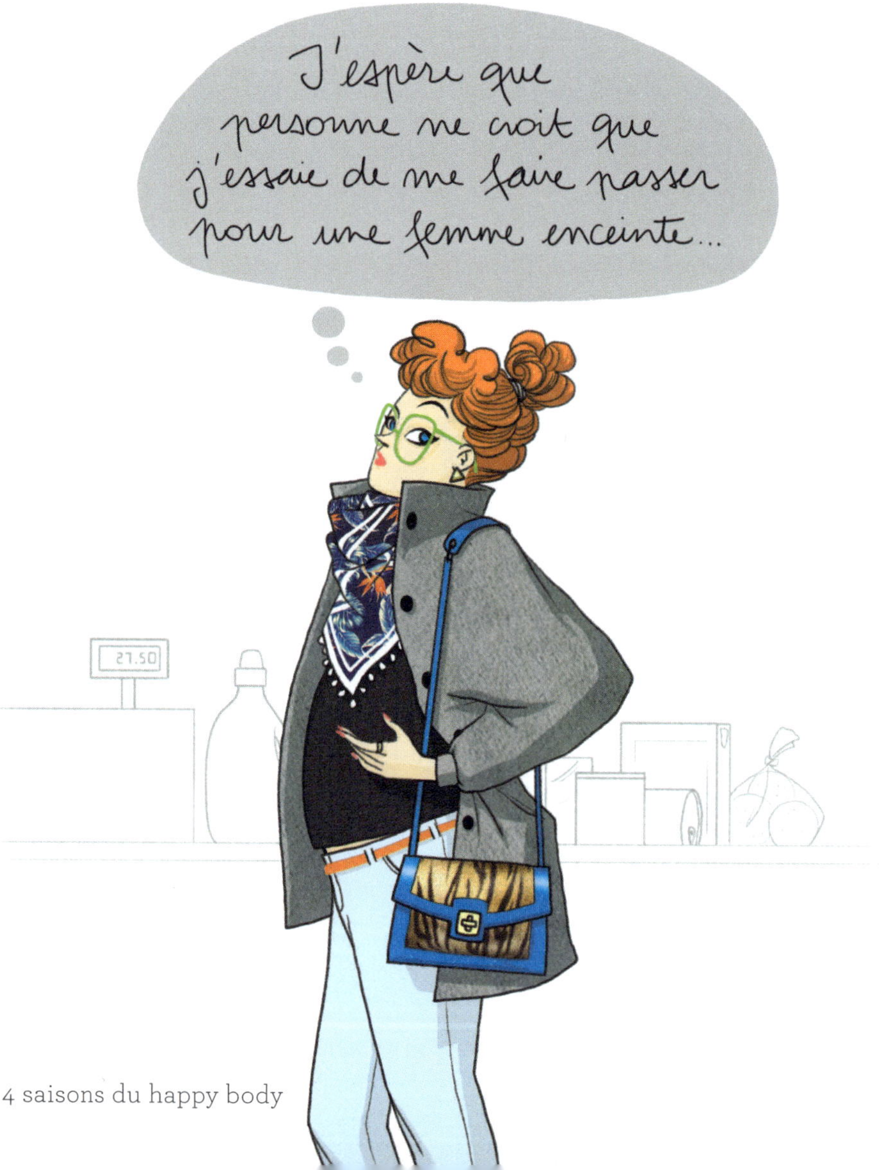
J'espère que personne ne croit que j'essaie de me faire passer pour une femme enceinte...
27.50

Hiver : bye, bye, les rhumes !

Prenez les bonnes habitudes qui vous aideront à garder le cap tout l'hiver : apprenez à choisir les aliments qui vous nourrissent bien et à vous bichonner pour passer entre les bobos et la fatigue des mois les plus froids.

1. La bonne routine en cuisine

Le petit déj

Le petit déjeuner santé du docteur Kousmine reste une référence absolue, à consommer à tout moment de l'année, mais principalement en hiver, car il est très nourrissant et équilibré.

- 1 banane écrasée mélangée au jus d'½ citron
- ½ yaourt de soja ou de brebis agrémenté de 2 cuillerées à café d'huile de votre choix (l'huile de noix, très riche en acides gras essentiels, est idéale)
- 1 cuillerée à café de miel ou de sirop d'agave
- 2 cuillerées à café de céréales crues moulues (le riz est idéal)
- 2 cuillerées à café d'amandes (ça marche aussi avec des graines de tournesol ou des pignons, ou tout autre oléagineux de votre choix)
- un autre fruit de saison de votre choix (coupé en morceaux) à poser au-dessus de la crème ainsi composée
- un thé vert, blanc ou rouge

Le déjeuner

Commencez toujours votre repas par une petite portion de crudités ou une soupe miso (soupe japonaise très riche en probiotiques), qui vous apporteront des enzymes fraîches et des fibres pour mieux digérer le reste du repas.
Gardez les fruits pour le goûter, car ils se digèrent mieux quand on les mange en dehors des repas.
Doublez votre ration habituelle de légumes, on a tendance à en manger trop peu !

Le dîner

Une soupe épaisse de légumes ou de légumineuses et quelques céréales pour vous réchauffer de l'intérieur !

2. Recettes faciles pour lectrice bio

Soupe de pois cassés et riz complet

Pour 4 personnes

- 200 g de pois cassés
- un bouillon-cube de légumes bio
- une cuillère à soupe d'huile d'olive première pression à froid
- un oignon

Faites cuire un grand bol de pois cassés dans un bouillon-cube aux légumes bio. Gardez un peu d'eau de cuisson pour mixer les pois jusqu'à obtenir la consistance voulue, puis ajoutez un filet d'huile vierge première pression à froid pour les bons acides gras essentiels.
À manger avec un bol de riz complet.
Cette recette offre la même quantité de protéines qu'un steak. Youpi !

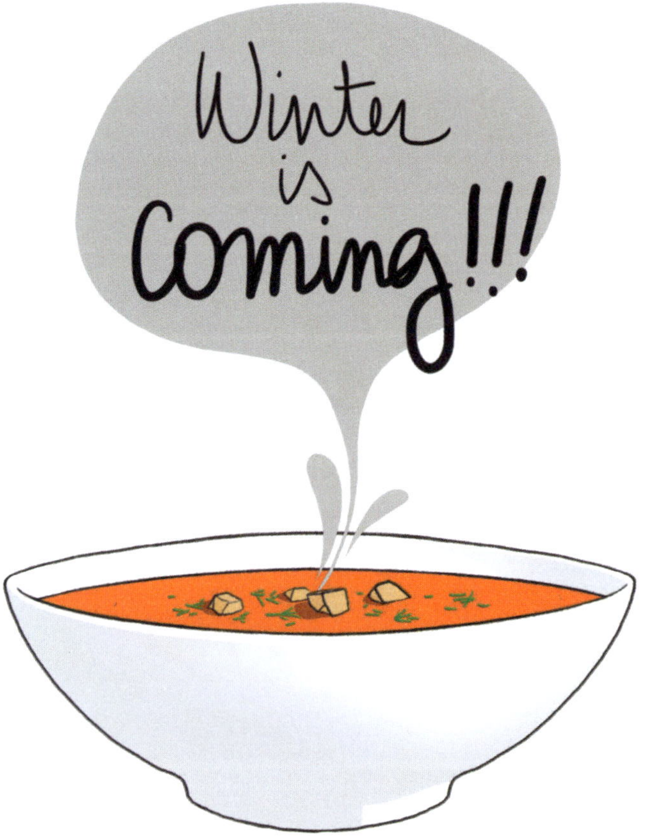

Houmous maison et pancakes salés

C'est l'option « soirs de grande flemme ».

Pour 4 personnes

Pour faire votre houmous maison, vous aurez besoin de :

- 1 boîte de pois chiches (bio de préférence)
- 1 gousse d'ail
- un peu d'huile d'olive
- le jus d'½ citron

Mixez les ingrédients et dégustez. Pour un goût encore plus méditerranéen, vous pouvez ajouter une cuillère à soupe de purée de sésame (appelé aussi tahin).

Pour les pancakes, c'est tout aussi simple. Vous aurez besoin de :

- 1 œuf
- 1 bol de farine
- un peu de sel
- un peu de lait végétal ou d'eau

Mélangez les ingrédients, faites dorer une petite quantité à la poêle et servez aussitôt avec l'houmous et une salade.
Les puristes qui en ont peuvent ajouter une cuillerée à soupe de purée de sésame.

Le chili sin carne en 10 minutes chrono

Pour 2 personnes

- du riz complet ou demi-complet
- 1 oignon jaune
- 2 gousses d'ail
- 1 boîte de 400 g de haricots rouges bio
- 1 petite boîte de concentré de tomates bio
- des épices : chili, piment rouge, curcuma...

Rincez le riz et mettez-le à cuire selon le temps indiqué sur le paquet. Épluchez et coupez l'oignon en fines lamelles, faites-les dorer légèrement. Ajoutez l'ail pressé ou coupé en petits morceaux, puis les haricots rouges, le concentré de tomates et les épices. Délayez la tomate avec un peu d'eau pour obtenir une texture crémeuse. Couvrez et laissez mijoter le temps que les haricots soient bien chauds.

La bonne nouvelle

Cette recette est très nourrissante, elle contient des fibres, des protéines, des sucres lents, et elle a l'avantage de se préparer très facilement !

3. La tisane de bain

Quoi de mieux que les vapeurs parfumées d'un bon bain pour se sentir au top ?!

Enfermez dans un carré de tissu, dont vous aurez ramené les quatre coins vers le centre avec un élastique : 3 cuillerées à soupe de grains de lavande, 1 poignée de tilleul et quelques pétales de roses séchés. Et voilà votre sachet d'infusion à mettre dans un bain chaud. Trempez-vous avec délice dans cette eau parfumée et relaxante !

Le coup de pouce : la tisane aux huiles essentielles

Mélangez 1 cuillerée à soupe de miel, le jus d'½ citron et 1 goutte d'huile essentielle de *Cinnamomum camphora* (dit aussi « ravintsara »). Versez de l'eau chaude et dégustez !

Testez cette tisane dès que vous avez froid dans le dos, la gorge qui picote et le nez qui grattouille ; elle remplace très efficacement le grog de mémé.

4. Réveille-matin dynamique

Quand le réveil sonne en hiver, s'extirper de sa couette est un véritable calvaire… Il faut se réchauffer !

Debout, tapotez simultanément l'intérieur de vos jambes depuis la malléole interne jusqu'en haut des cuisses, et redescendez, toujours en tapotant, le long de vos jambes. Faites-le 3 fois.

Tapotez vos bras, en partant toujours de l'intérieur, du poignet jusqu'à l'épaule, et redescendez sur l'extérieur des bras. Faites-le 3 fois aussi.

Ce petit exercice tout simple fait circuler le sang, et il réchauffe et stimule vos points d'acupuncture, pour un réveil tout en beauté (et bien moins glacial !).

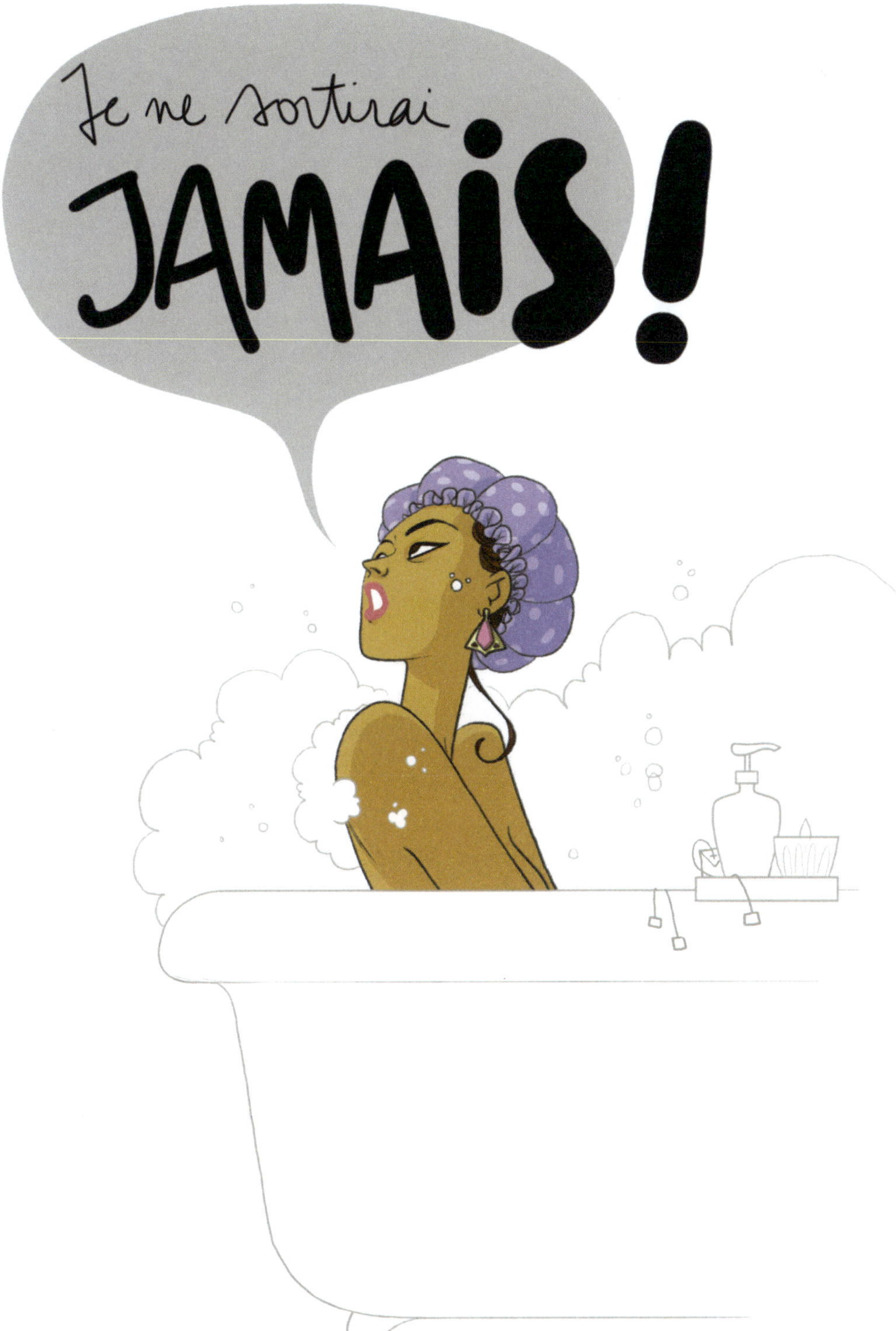
Je ne sortirai JAMAIS !

Table

Imprimé en Espagne par Macrolibros
pour le compte des éditions Hachette Livre (Marabout)
43, quai de Grenelle - 75905 Paris Cedex 15
Dépôt légal : février 2015
ISBN : 978-2-501-08680-6
4131041